HEYNE BÜCHER

W0369843

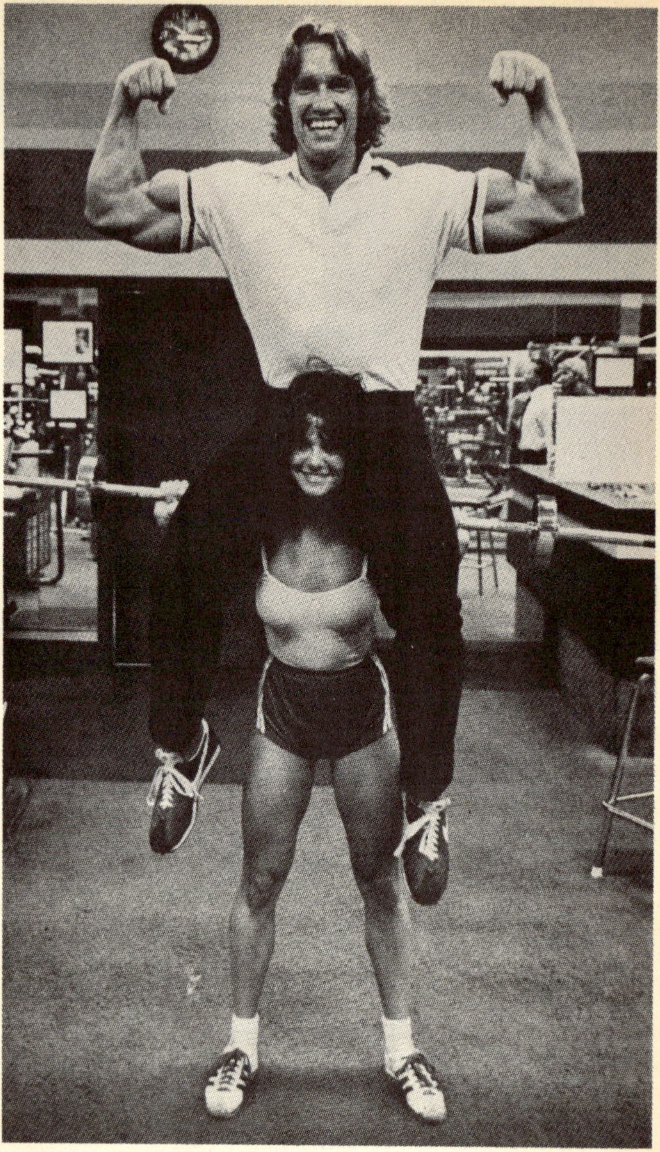

Arnold Schwarzenegger

Bodybuilding für Frauen

Unter Mitarbeit von Douglas Kent Hall

Das perfekte Programm
für körperliche Fitness und Schönheit
vom erfolgreichsten Bodybuilder der Welt

Deutsche Erstveröffentlichung

WILHELM HEYNE VERLAG
MÜNCHEN

HEYNE RATGEBER
Nr. 08/4869

Titel der amerikanischen Originalausgabe
ARNOLD'S BODYSHAPING FOR WOMEN
erschienen bei Simon & Schuster, New York

Deutsche Übersetzung von Albert Busek

5. Auflage

Printed in Germany 1985
Fotos: Douglas Kent Hall
Umschlaggestaltung: Atelier Heinrichs & Schütz, München
Satz: Fotosatz Schwanke + Holzmann, München
Layout: Dieter Lidl, München
Druck und Verarbeitung: Ebner Ulm

ISBN 3-453-41498-5

Inhalt

FÜR MEINE MUTTER,

für Albert Busek – einen unschätzbaren Freund, der wesentlich dazu beigetragen hat, den Menschen im deutschsprachigen Raum den Wert des Bodybuilding voll bewußtzumachen;

für all jene Menschen, die für das Frauen-Bodybuilding Pionierarbeit geleistet und damit einer breiteren Öffentlichkeit den Weg zu einem gesünderen Leben aufgezeigt haben. An vorderster Stelle möchte ich dabei nennen: Virginia Smith, Betty Weider, Lucia Zurkowski, Joyce Grau, Dot Kawashima und Erika Zimmermann.

Ganz besonders danken möchte ich Rudy und Virginia Smith, Roy und Lucia Zurkowski, Betty und Joe Weider, Peter Schachtschneider, Joyce Grau, Lisa Lyon, Bernd und Erika Zimmermann, sowie Albert Busk für ihre Hilfe bei der Herstellung dieses Buches.

Vorwort

Von den vielen Möglichkeiten, den Körper zu trainieren, ist das Gewichts-Training die umfassendste und direkteste. Laufen und Jogging trainieren die Beine sowie Herz und Kreislauf und fördern den Abbau von Spannungen und Frustrationen. Schwimmen ist hervorragend geeignet, die Flexibilität zu fördern und die Muskeln zu strecken. Tennis, Squash, Skifahren und viele andere Sportarten trainieren einzelne Körperpartien und verbessern die Koordination. Yoga hilft Ihnen, die Muskeln unter Kontrolle zu bringen und Geist und Körper eins werden zu lassen. Das Gewichts-Training jedoch, das alle genannten Wirkungen hat, bietet den zusätzlichen Vorteil, bestimmte Muskeln in jeder Körperpartie gezielt zu trainieren; damit können Sie mit einem Minimum an Aufwand in kürzester Zeit die besten Ergebnisse erreichen.

Das dem Gewichts-Training zugrunde liegende Prinzip ist sehr einfach. Wenn Sie den Unterarm heben, muß der Bizepsmuskel (der Muskel vorn am Oberarm) Arbeit leisten, um den Widerstand (das Gewicht) von Unterarm und Hand zu überwinden. Wenn Sie dann die Hand schwerer machen – durch ein Buch, einen Hammer oder eine Hantel – muß der Bizeps mehr Arbeit leisten, um den zusätzlichen Widerstand zu überwinden. Wenn Sie einen Muskel trainieren, wird er verstärkt durchblutet und so mit Nährstoffen versorgt und von Abfallstoffen befreit. Je mehr der Muskel beansprucht wird, um zusätzlichen Widerstand zu überwinden, desto mehr Energie benötigt er. Der Energievorrat im Blut stammt aus der aufgenommenen Nahrung und den in Form von Fett gespeicherten Vorräten. Wenn Sie also die Muskeln stärker beanspruchen, ohne mehr Nahrung aufzunehmen, verbrauchen Sie automatisch das

um diese Muskeln gespeicherte Fett. Und wenn Sie dann noch weniger essen und die Muskeln stärker beanspruchen, werden Sie sogar noch schneller Körperfett abbauen.
Es gibt positiven und negativen Widerstand. Wenn Sie den Unterarm heben, überwinden Sie positiven Widerstand. Wenn Sie den Arm langsam herablassen, schaffen Sie negativen Widerstand. Sie müssen verstehen, daß die Muskeln von negativem Widerstand genauso profitieren wie von positivem. Wenn Sie beim Training beides anwenden, sparen Sie Zeit und machen das Training wirkungsvoller.

Die Frau und das Training

Frauen und Fitness

Bei meinen ersten Wettkämpfen in Europa wurde im Zusammenhang mit den Meisterschaften der Männer meist auch eine Schönheitskonkurrenz für Frauen ausgetragen. Diese Frauen sahen phantastisch aus. Fast alle befolgten sie ein Fitness-Programm und trainierten mit Gewichten oder auf andere Weise. Bei meinen Reisen zu Wettkämpfen oder Gastauftritten in England, Holland, Frankreich und Deutschland sah ich fast überall fortschrittliche Studios, in denen entweder Männer und Frauen gemeinsam oder in getrennten Räumen trainierten.

Zunächst wai ich überrascht, als ich Frauen mit Gewichten

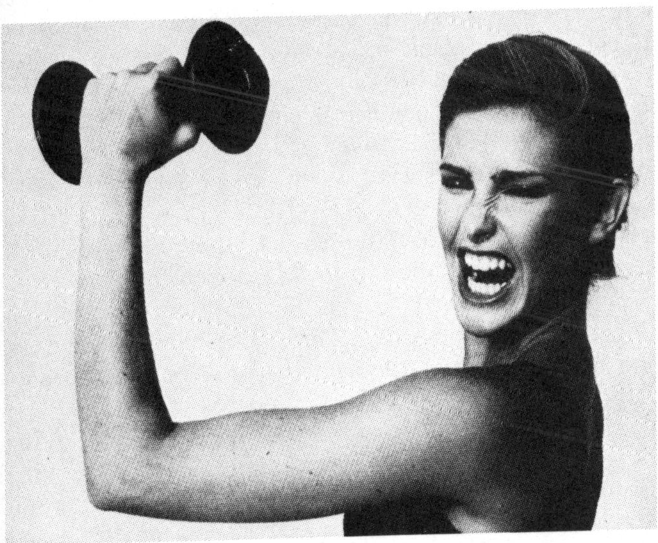

trainieren sah. Sie machten nicht nur passive Übungen mit Vibratorgürteln und Massagegeräten, sondern trainierten wirklich. Bankdrücken, Nackendrücken, Kniebeugen, Beinstrecken, Kabelziehen – praktisch alles, was ich selbst auch machte. Mir wurde klar, daß diese Frauen, die schönsten Europas, eine phantastische Figur hatten, weil sie ihren Körper mit Hilfe von Gewichts-Training optimal in Form gebracht hatten. Was mich am meisten überraschte war, daß sie das Training mit Gewichten nicht im geringsten muskulös wirken ließ. Es schien nur ihre weiblichen Qualitäten herauszustellen und hatte sie schöner und attraktiver gemacht.

Für mich war es selbstverständlich, daß die Frauen in den USA auf ähnliche Weise trainierten. Als ich jedoch nach Amerika kam, mußte ich feststellen, daß das nicht stimmte. Hier sahen sich die Frauen offenbar noch immer als das *schwache Geschlecht.* Sie gingen in Pseudo-Studios und machten dort ein paar pro-forma-Übungen. Sie hingen an Vibrator-Gurten, unterhielten sich fünf oder zehn Minuten, duschten sich, rieben sich ab – und das war das ganze Training!

Ich kann mich sogar deutlich an ein Schild erinnern, das ich in einem Studio in Kalifornien sah:

EIN PFERD SOLL SCHWITZEN, EIN MANN TRANSPIRIEREN, EINE FRAU NUR GLÜHEN.

Ich erinnere mich ebenfalls deutlich an die Frau, die mich kurz nach meiner Ankunft in Kalifornien fragte, was sie gegen die Fettpolster an den Trizeps (den rückwärtigen Oberarmmuskeln) tun könne. Ich schlug ihr eine Übung mit einem Paar leichter Kurzhanteln vor – und sie ist ausgeflippt!

Zum Glück ändert sich diese Einstellung. Ich glaube, es hat viel mit der Emanzipationsbewegung zu tun. Die Vorstellung von der Gleichheit der Geschlechter wurde allgemein akzeptiert, und die Frauen begannen an die Gleich-

heit auf allen Gebieten zu glauben. Und dazu gehörte auch, daß sie sich physisch in Form brachten.
Vor einigen Jahren sagten die Frauen, sie haben es satt, irgendwo in die Ecke abgeschoben und nur geduldet zu werden. Sie wollten genauso große Studios wie die Männer und bessere Geräte, an denen sie intensiver trainieren konnten. Sie sagten den Studiobesitzern, daß sie ein besseres Sortiment von Gewichten und keine Geräte wollten, die ihnen physisch wenig brachten. Sie wollten Geräte für *Bodybuilder* – Zugmaschinen, Gewichte und Bänke.
Das war der Anfang der Revolution in Amerika für Frauen-Fitness. Viele Studios für Frauen sind heute genauso gut ausgestattet wie die für Männer und die Lage verbessert sich weiterhin schnell. Die Frauen haben Gelegenheit zu tun was sie wollen, ohne negative Kritik fürchten zu müssen. Die Frauen trainieren mit schwereren Gewichten, und das bringt ihnen *nur positive Ergebnisse.* Im Tennis, Skifahren und anderen Sportarten machen sie den Männern ernsthaft Konkurrenz. Die Frauen beweisen heute, daß sie den Männern wirklich ebenbürtig sind – nicht nur geistig, sondern auch physisch – und beginnen, ihr Potential voll auszuschöpfen.

Das Schwache Geschlecht

Die Behauptung, die Frauen seien das schwache Geschlecht, ist ebenso unfair wie lächerlich. Was die reine Körperkraft betrifft, so können wir sicher sagen, daß die Männer mit ihrem stärkeren Knochenbau und ihrer größeren Muskelmasse von Natur aus mehr Kraft entwickeln können. In der Ausdauer jedoch sind die Frauen überlegen. Ihr Körper ist für eine Ausdauerleistung angelegt, die dem Mann unbekannt ist: Schwangerschaft und Geburt.
In meiner Jugendzeit in Österreich bin ich viel geschwommen und habe mich über alle Meisterschaften auf

dem laufenden gehalten. Dabei habe ich festgestellt, daß die meisten Rekorde im Langstreckenschwimmen, wie etwa die Kanalüberquerung (zwischen dem Kontinent und England) von Frauen aufgestellt oder gebrochen wurden. Auch im täglichen Leben können die Frauen physische Belastung länger als Männer durchhalten. Das wurde sehr deutlich, als ich nach dem Gewinn meines ersten Weltmeister-Titels zu einem Besuch nach Österreich heimkehrte. Eine meiner Verwandten hatte ein Baby, das erst einige Monate alt war. Sie gab es mir in den Arm. Ich hielt das Baby sehr vorsichtig, da ich ihm nicht weh tun wollte. Ich war nervös, weil ich mir nicht zutraute, das Baby richtig zu halten. Ich nahm es in den einen Arm und stützte es mit dem anderen. Nach einiger Zeit wurde es immer schwerer, und das spürte ich in Armen und Schultern. Schließlich sagte ich, ›ein süßes kleines Mädchen – nimm's wieder.‹ Dann sah ich, wie meine Cousine das Baby fast den ganzen Tag herumtrug. Sie hat nie gesagt, ihre Arme würden müde.

Die Durchschnittsfrau kann nicht mit den Gewichten trainieren, die ich problemlos jeden Tag bewege. Da könnte sie sich ein Leben lang bemühen und es mir doch nicht annähernd gleichtun. Aber sie könnte ihren Körper sehr wohl so weit entwickeln, daß sie genauso viele Wiederholungen oder noch mehr mit einem leichteren Gewicht ausführt. Sie kann mich wahrscheinlich im Langstreckenlauf überholen. Und sicher im Schwimmen (das zusätzliche Fettgewebe zwischen Haut und Muskulatur, das der Frau ihre Rundungen gibt, gibt ihr auch zusätzlichen Auftrieb und isoliert den Körper gegen den Kälteschock durch das kalte Wasser).

Frauen und Gewichte

Die größte Veränderung bei den Frauen in den letzten Jahren – also diejenige, die den größten Fortschritt gebracht hat – liegt in ihrem Selbstverständnis. Das sehe ich zum einen in den Reaktionen weiblicher Reporter, denen ich bei Interviews für Fernsehen, Zeitschriften, Radio und Zeitungen begegne, und zum anderen an der Häufigkeit der Fragen, die mir von Frauen über das Training gestellt werden.

Bei Parties bekomme ich an einem einzigen Abend eine Vielzahl von Problemen zu hören. Ich komme mir dann fast wie ein Arzt vor, der im Krankenhaus seine Visite macht. Meist beginnt es mit einer Frage wie: »Können Frauen durch Gewichtstraining bessere Oberschenkel bekommen?« Ich antworte: »Ja, unbedingt. Sie können damit die Beinmuskeln straffen und das Aussehen der Beine verbessern.« Und da warten schon weitere fünf oder zehn Frauen, von denen jede eine Frage hat.

»Ich habe Probleme mit der unteren Rückenpartie. Ich kann nicht Tennis spielen.«

Und eine andere: »Meine Schultern sind so eckig, daß ich mich geniere, ein schulterfreies Kleid zu tragen. Was kann ich da tun?«

»Ich habe keine Waden.«

»Meine Fesseln sind zu dick.«

Früher oder später treffe ich dann Verabredungen für den folgenden Tag – Privatstunden im Studio. Aber ich habe nie die Zeit, das weiterzuführen, und ich kenne kein Buch, das den Frauen ein umfassendes und empfehlenswertes Trainingsprogramm bietet. Es gibt viele Bücher darüber, wie Sie sich künstlich ein besseres Aussehen verschaffen können – Makeup, Kleidung und Frisur –, aber meiner Meinung nach keines, das sich mit Ihrer physischen Realität, also Ihrem Körper, umfassend auseinandersetzt.

Schließlich schlug ich diesen Frauen vor, sie sollten zu den Seminaren kommen, die ich für Männer gab. Später hielt ich dann ausschließlich für Frauen bestimmte Seminare. Die Frauen, die zu diesen Seminaren kamen, waren ernsthaft am Gewichts-Training interessiert. Aber sie waren auch immer skeptisch. Sie wollten trainieren, aber das Training sollte ihnen nicht die gleichen Ergebnisse bringen wie den Männern. Ich erklärte ihnen, daß eine Frau durch das Training nie die gleiche Muskelmasse aufbauen kann wie ein Mann; es sei denn sie habe einen gestörten Hormonhaushalt. Das aber ist sehr selten und kann in den meisten Fällen korrigiert werden, sobald es einmal diagnostiziert ist. Der Hauptgrund ist chemischer und genetischer Natur. Die normale Frau hat mehr Östrogen (das weibliche Hormon) und weniger Testosteron (das männliche Hormon) als der Mann.

Bis zur Pubertät sind die körperlichen Unterschiede von Buben und Mädchen relativ gering. Die Mädchen spielen die gleichen Spiele und tun das gleiche wie die Buben und so entwickeln sie sich oft in gleicher Weise. Deshalb spricht man häufig von ›Mädchen, an denen ein Junge verloren gegangen ist‹. Dann, zur Zeit der Pubertät, geben die Drüsen Testosteron ins Blut der Jungen ab. Sie entwickeln

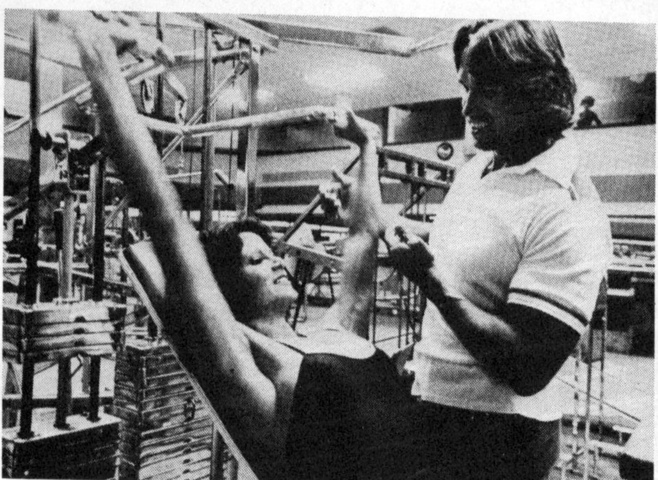

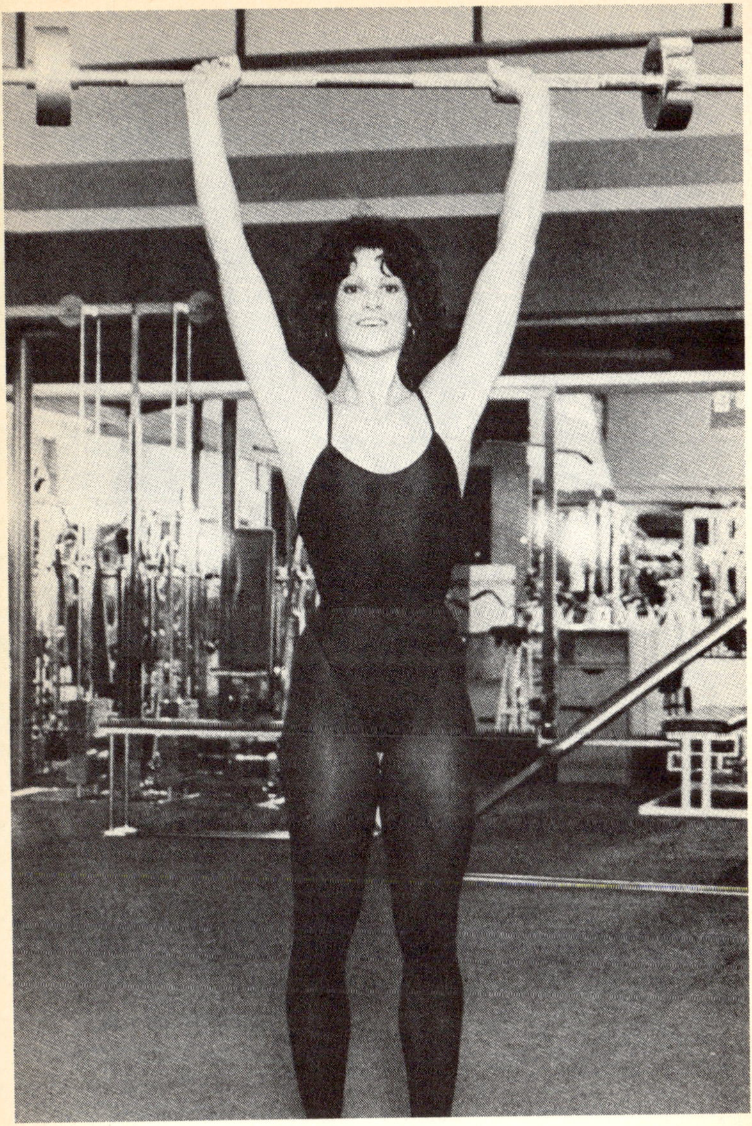

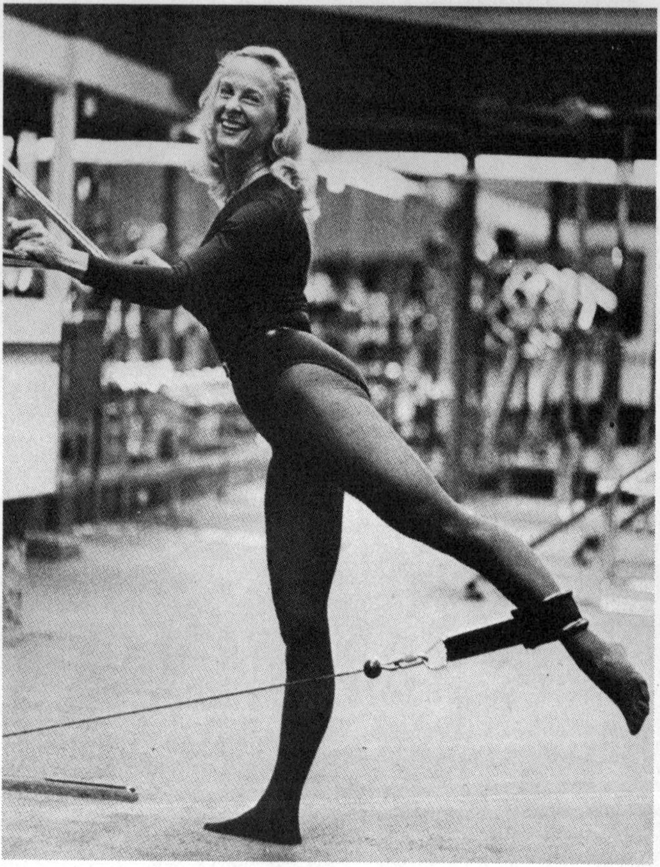

kräftigere Knochen, größere Muskelmasse und die Fähigkeit, ein größeres Körpergewicht aufzubauen. Gleichzeitig – wenn auch die Pubertät bei Mädchen meist etwas früher einsetzt als bei Jungen – geben die Eierstöcke Östrogen ins Blut der Mädchen ab, womit die für den weiblichen Körper typischen Unterschiede bewirkt werden. Die etwas dickere Fettschicht zwischen der Haut und dem Muskelgewebe (der weibliche Körper enthält etwa 25% mehr Fettzellen als der männliche und damit entsprechend weniger Muskelzellen) sowie die Unterschiede im Körperbau, die der Frau die Schwangerschaft ermöglichen (breitere Hüften und der unterschiedliche Winkel, unter dem die Oberschenkelknochen in die Pfannen im Hüftgelenk eintreten usw.). Die zusätzliche Anzahl von Fettzellen gibt der Frau den runderen Körper. Die zweite Eigenschaft beeinflußt ihren Gang und ihre Haltung und ist auch der Grund dafür, daß Frauen beim Training von Oberschenkeln, Knien und unterer Rückenpartie oft besonders vorsichtig sein müssen. Intensives Training unterstreicht nur den Körper – männlich oder weiblich –, den wir bereits haben und den uns die Natur gegeben hat. Allgemein wird der Mann kantiger und muskulöser, die Frau abgerundeter und ihre Konturen fließender werden. Das beste Beispiel dafür sind Frauen, die ich nennen könnte und die seit Jahren in einem Studio trainieren. Sie sind fit, gut gebaut, schön, sexy und wirken *nicht* muskulös.

Cellulitis

Für den Körper ist Fett gleich Fett. Nennen Sie es Cellulitis oder wie immer sie wollen, der Körper verarbeitet Fett immer in der gleichen Weise. Es geht durch die Leber. Dort wird eine bestimmte Menge herausgenommen und für die Aufrechterhaltung der normalen Körperfunktionen verwendet; der Rest wird im Körper gespeichert und da besonders in den vernachlässigten Körperpartien, deren Muskeln jahrelang nicht beansprucht wurden. Manchmal wird dieses Fett in unansehnlichen Polstern um die Oberschenkel, die rückwärtigen Oberarme und in schürzenähnlichen Ansammlungen um die untere Bauchpartie gespeichert. Da es zellartig aussieht – wie eine Anzahl Tischtennisbälle, die unter der Haut eingeschlossen sind –

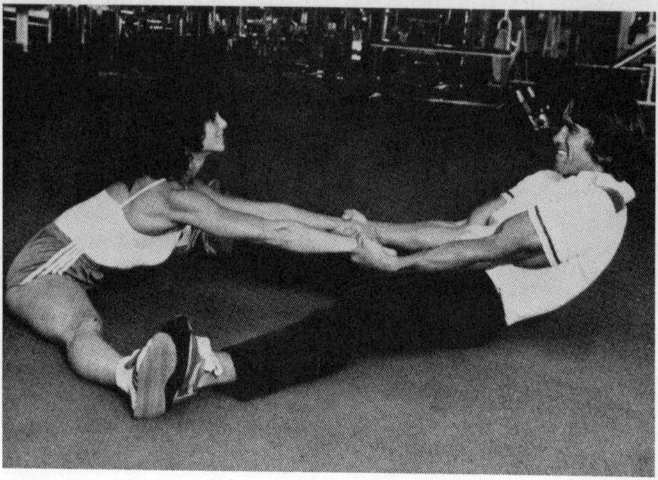

sprechen wir von Cellulitis. Für mich bedeutet dies hauptsächlich zwei Dinge: Daß die betreffende Person völlig außer Form und/oder übergewichtig ist.
Fett können Sie abbauen, indem Sie zwei Methoden kombinieren: Zunächst müssen Sie die Nahrungsaufnahme einschränken und ausgewogen gestalten. Das heißt, weniger Fettaufnahme und gleichzeitig eine zusätzliche Protein- und Nährstoffzufuhr, um fettfreies Muskelgewebe zu bilden und die Problemzonen ›auszubügeln‹. Dazu ein Übungsprogramm, das die Muskeln dort strafft und kräftigt, wo sich Fett angesammelt hat. Cellulitis ist wahrscheinlich das Fett, das Sie zuletzt loswerden, aber auch das wird verschwinden. Sie haben einige Zeit gebraucht, um die Muskeln zu schwächen und abzubauen und das überschüssige Fett anzusetzen – es wird auch einige Zeit dauern und Sie einige Anstrengung kosten, diese Problemzonen wieder in Form zu bringen und ansehnlicher zu machen.
Noch ein Wort der Warnung über die sogenannten Geheimmethoden zur Bekämpfung der Cellulitis, also über-

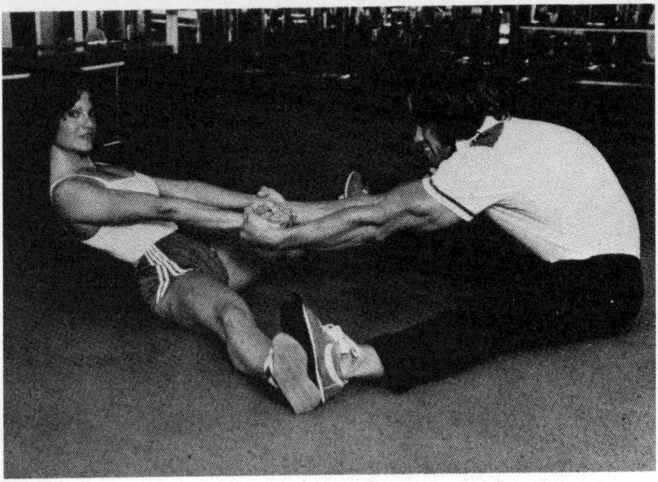

triebene Massagen, Injektionen, chirurgische Eingriffe usw. Nichts davon bringt wirkliche Ergebnisse. In manchen Fällen haben sich diese Methoden sogar als äußerst schädlich erwiesen.

Die Büste

»Arnold, was kann ich tun, um den Busen zu vergrößern?« Eine Frage, die mir bei jedem Seminar gestellt wird und die ich immer gleich beantworte: In den meisten Fällen kann keine Übung die Größe der Brüste wirklich verändern. Das können Sie nur durch Injektionen oder chirurgische Eingriffe erreichen, und beides kann ich nicht empfehlen. Training kann jedoch das Aussehen der Büste *verbessern* und sie so größer erscheinen lassen.

Das geht so: Bestimmte von mir empfohlene Übungen weiten den Brustkorb; andere entwickeln und straffen die Brustmuskeln, die unter den Brüsten liegen und sie tragen. Die Brüste selbst bestehen aus Drüsen, Fettgewebe und

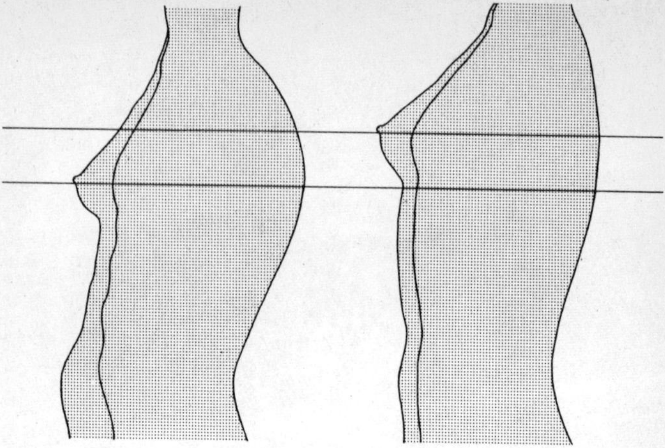

Durch die Entwicklung der die Brüste tragenden Brustmuskeln können Sie die Oberweite vergrößern.

Bindegewebe. Sie werden sich daher kaum stark verändern. Da jedoch die Blutversorgung verbessert wird und damit auch die Funktionsfähigkeit aller Drüsen und Organe, können auch die Brüste etwas profitieren – vor allem bei jungen Mädchen, die noch in der Entwicklung sind –, aber normalerweise gibt es keine meßbare Veränderung der Größe.
Andererseits kann die Entwicklung und Straffung der Brustmuskeln und der Rückenmuskeln sowie eine leichte Weitung des Brustkorbs dazu führen, daß Sie den nächsten BH eine Nummer größer wählen müssen. Da Sie auch die Haltung verbessern, wird auch der Busen besser aussehen.

In Form sein

An dem Wochenende nach dem Robert-Kennedy-Gedächtnis-Tennis-Turnier wurde ich für einige Tage zur

Familie Shriver in Hyannisport, Massachusetts, eingeladen. Die Kennedys hatten mich mit ihren politischen Leistungen und ihrer Wohltätigkeit schon lange beeindruckt, ehe ich sie kennenlernte. Noch mehr bewunderte ich sie, weil sie sich alle – Männer wie Frauen, jung oder alt – körperlich betätigten.

Ich ging nach Hyannisport in der Erwartung, ein gemütliches erholsames Wochenende zu verbringen, aber ich habe noch nie im Leben so viele Sportarten betrieben. Ich glaube den Grund gefunden zu haben, warum die einzelnen Mitglieder dieser Familie so viel erreichen. Sie arbeiten hart daran, sich körperlich in Form zu halten; das gibt ihnen mehr als genug Energie und Stehvermögen für ihre politischen und intellektuellen Ambitionen. Sie stehen früh am Morgen auf und treiben Sport bis in die Nacht – zuerst Segeln, dann Wasserski, und am Nachmittag Football, Volleyball, Basketball, Fußball und Tennis. Wenn die meisten anderen Menschen abgekämpft sind und zu Bett gehen, sind sie noch immer an der Arbeit oder am Spielen. Sie versuchen ihr Potential hundertprozentig zu nutzen. Und das kann ich nicht von vielen Menschen sagen, die ich kenne. Alle Familienmitglieder beteiligen sich. Ob Männer oder Frauen, schien überhaupt keine Rolle zu spielen.

Die eigentliche Überraschung kam am Nachmittag, als nach einem langen, ausgefüllten Tag Bobby Shriver sagte: »Gehen wir in den Trainingsraum.« Während der Stunde, als wir mit Gewichten trainierten, erfuhr ich, daß er von dieser Art des Trainings schon lange begeistert ist. Für ihn bedeutet das nicht nur, daß er sich in Form hält, sondern auch Entspannung.

Als wir ins Haus zurückkamen, blieb mir gerade noch die Zeit, mich für eine Party umzuziehen. Ich saß neben Eunice Shriver. Sie fragte mich was sie tun könne, um in Form zu kommen. Ich glaubte, sie wolle mich veralbern. Aber sie hatte es ernst gemeint. Sie wollte bestimmte Körperpartien

straffen, die sie ihrer Meinung nach vernachlässigt hatte. Ich zeigte ihr einige Übungen, die sie daheim machen konnte (und die ich in diesem Buch noch schildern werde). Anschließend meinten sie und Ethel Kennedy, wir sollten ein Trainingsprogramm für die über 80-jährige Rose Kennedy zusammenstellen. Sie meinten es ernst und hatten keineswegs die Absicht, Rose in ihrer Aktivität einzuschränken. Sie sagten, Rose ging zwar täglich 1½ – 2 Stunden spazieren, sei aber selbst daran interessiert, ein Programm zu finden, mit dem sie sich in Form und flexibel halten konnte.
Keiner von uns wird ausreichend und auf die richtige Weise physisch belastet. Und in den meisten Fällen müssen die Frauen selbst bei einer Vollzeitbeschäftigung körperlich weniger leisten, als wenn sie daheimblieben und die Hausarbeit machten. Sie fahren ins Büro, steigen aus dem Auto, gehen zum Aufzug und von dort in ihr Büro und sitzen dann die nächsten acht Stunden am Schreibtisch – kaum genügend Bewegung, um den Körper gesund zu erhalten.

In der Welt von heute

Wenn Sie den Männern stärker Konkurrenz machen wollen, müssen sie auch bereit sein, sich mit vielen Problemen der Männer auseinanderzusetzen. Sie müssen sich nicht nur auf die Anforderungen Ihres neuen Lebens vorbereiten, sondern auch auf die Belastungen in der komplexen Welt von Geschäftsleben, Industrie und Verwaltung.
Noch vor zehn oder zwanzig Jahren wurde diese Bürde zum größten Teil von Männern getragen, und das kam auch deutlich in der Infarkt-Statistik zum Ausdruck. Sieben von acht Infarkt-Patienten waren Männer. Heute jedoch nähern wir uns dem Gleichstand. Das zeigt, daß Herzkrankheiten geschlechtsunabhängig sind (abgesehen davon, daß junge Frauen vermutlich vom Östrogen geschützt werden). Als Frau in einer neuen Ära sollten Sie wissen, daß es ver-

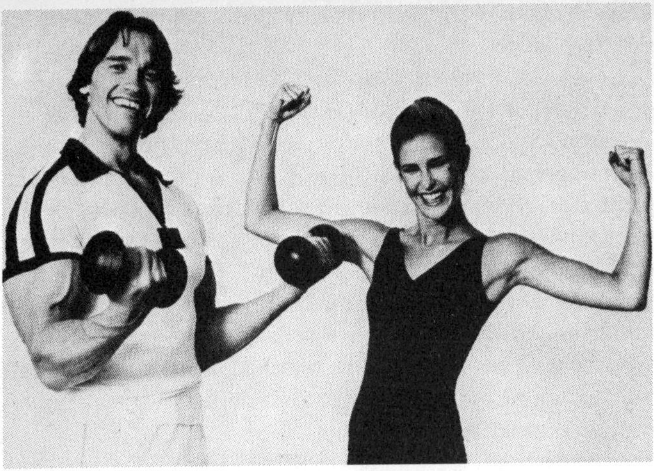

nünftig ist, sich in Form zu halten. Sie werden aufnahmefähiger und haben insgesamt mehr geistige Energie. Sie werden ausgeglichener und verlieren nicht so leicht die Geduld. So vermeiden Sie Frustrationen, die Ihnen in der Arbeit schaden und sogar Ihre Fähigkeit beeinträchtigen könnten, sich in einer äußerst konkurrenzbetonten Welt zu behaupten.

In Form sein heißt auch gut aussehen. Wenn Männer an den Strand oder zu einer Party gehen, worauf achten Sie dann bei einer Frau? Sie machen nicht bei jeder einen Intelligenztest. Sie verbringen nicht eine Stunde damit herauszufinden, ob sie auf der gleichen Wellenlänge liegen. Ob das nun richtig ist oder nicht, Männer wie Frauen machen zuerst bei Ihnen, bei mir und bei jedem anderen einen visuellen Test. Das gilt wahrscheinlich für 90% aller Fälle, wenn wir jemanden kennenlernen. Und dieser erste visuelle Eindruck weckt auch das erste Interesse. Wenn Sie zu schwer sind oder einen Außer-Form-Eindruck machen; wenn Sie sich gehen lassen und sich nicht um die Haare, die Fingernägel und das

Gesicht kümmern, sind Sie wahrscheinlich weg vom Fenster.

Die Menschen wollen visuell ästhetisch befriedigt werden – ob sie nun einen Körper, ein Haus oder ein Auto anschauen. Das ist auch der Grund, warum die Verpackung im Handel eine so große Rolle spielt. Die Leute wählen ein Produkt nicht annähernd so oft wegen seiner funktionellen Qualitäten als vielmehr wegen seines Aussehens. Design spielt eine wichtige Rolle im Leben. Wenn eine Firma ein neues Gebäude errichten will, dann beauftragt sie zuerst Architekten und Innenarchitekten, die das Äußere wie das Innere ansprechend gestalten sollen. Warum? Weil sie wissen, daß die ersten Eindrücke von der äußeren Erscheinung bestimmt werden.

Nehmen wir an, Sie wiegen 68 Kilo (13 Kilo Übergewicht) und tragen ein um drei Nummern größeres Kleid als vor einigen Jahren. Glücklich sind Sie darüber nicht, aber Sie haben auch nichts dagegen getan. Sie können ein Makeup wählen, das Ihr Gesicht schlanker erscheinen läßt oder weit-

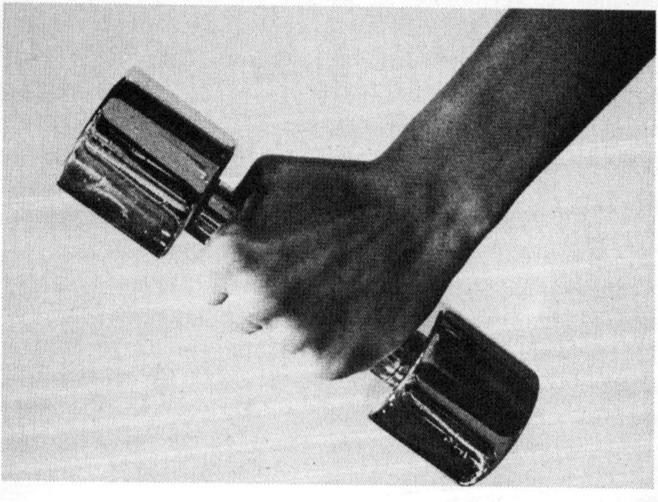

geschnittene Kleider, die die Proportionen Ihres Körpers nicht erkennen lassen. Sie können auch so hohe Absätze tragen, daß die Fesseln schlanker und die Beine länger wirken. Kommt Ihnen das bekannt vor? Vielleicht geht das, solange Sie den Körper bedeckt halten können. Aber es ist nicht gesund und es geht auch nicht immer. Konzentrieren Sie sich also nicht auf Notlösungen, die Ihre Probleme verbergen sollen, sondern tun Sie das nötige, um sie für immer loszuwerden.

Manchmal ist nicht das Übergewicht das Problem. Außer Form kann man bei jedem Körpergewicht sein. Vor vier Jahren traf ich mich mit einer Dame namens Lisa zum Abendessen. Sie war so dünn und zerbrechlich, daß sie ein paar kräftige Worte von mir umgeworfen hätten. Für mich war sie – äußerlich wie innerlich – zu zerbrechlich, und ich habe sie schnell vergessen. Vor kurzem sah ich sie zufällig in einem Schuhgeschäft wieder. Sie stand in Shorts am Ladentisch. Zunächst habe ich sie nicht erkannt. Ich sah nur diese Frau mit der herrlichen Figur. Sie hatte unglaubliche, phantastische Beine, eine schlanke Taille und einen hübschen Busen. Sie war genau die Frau, nach der man sich umdreht. Erst als sie ging, wurde mir klar, daß es Lisa war. Die Veränderung war unglaublich. Ich wollte wissen, was sie in dem Geschäft machte. Sie sagte, sie habe ein neues Paar Laufschuhe gekauft – das vierte, drei Paar seien bereits durchgelaufen. Ich sagte, ich könne kaum glauben, daß sie die gleiche Frau sei. »Danke,« meinte sie. »Ich bin viel gelaufen. Vor allem aber habe ich mit Gewichten trainiert.« Und dann brachte sie das Gespräch auf Kreuzheben und Bankdrücken. Ich war platt.

Ich lud sie für den folgenden Tag ins Studio ein. Wir trainierten zusammen. Das Training hatte ihr keinerlei nachteilige Folgen gebracht. Sie hatte eine sehr gute, atemberaubende Figur entwickelt. Mehr noch: sie hatte eine völlig neue Selbsteinschätzung gewonnen. Es war, als wollte sie sagen:

»Ich fühle mich herrlich. Ich kann weggehen und machen, was ich will. Ich habe nichts zu fürchten. Ich fühle mich gut und sicher.« Gleichzeitig war Lisa viel femininer geworden als das zerbrechliche, unsichere Geschöpf, das ich vorher gekannt hatte. Für mich war weibliche Ausstrahlung immer gleichbedeutend mit Kraft, Charakter, Selbstvertrauen – und genau das sah ich nun in Lisa.
Ihr Beispiel bringt mich auf eine meiner Meinung nach allgemein gültige Feststellung: wenn man sich seiner selbst und seines Körpers sicher fühlt, dann ist man wirklich frei, feminin und schön zu sein und sich selbst zu verwirklichen.
Das Wunderbare am menschlichen Körper ist, daß man ihn immer, in jedem Alter und in jedem Zustand drastisch verändern kann. Sie können 20 oder 45 Kilo oder sogar mehr abnehmen. Sie können den ganzen Körper straffen und so Ihr Aussehen völlig verändern. In kurzer Zeit können Sie eine aktive Rolle in dem Leben übernehmen, das bisher an Ihnen vorübergegangen ist. Sie können attraktiver, vitaler und selbstbewußter werden, wenn Sie sich nur dazu entschließen, Ihren Körper zu verändern und das dann auch durchhalten.
Beginnen Sie damit, daß Sie sich einen Gedanken ins Stammbuch schreiben. Sagen Sie sich das und vergessen Sie es niemals: *Aus meinem Körper kann ich machen was ich will!* Wenn Sie stärkere Oberschenkel brauchen, weil sie zu schmächtig sind, können Sie sie haben. Wenn Sie um Hüften, Gesäß oder Taille abnehmen wollen, können Sie das mit richtiger Ernährung und ein paar Grundübungen erreichen. Sie können sogar den ganzen Körper nach Ihren Vorstellungen formen. Sie müssen nur zwei Voraussetzungen beachten:

- Sie müssen wissen, was Sie wollen und
- Sie müssen bereit sein, die Mühe auf sich zu nehmen, es zu erreichen.

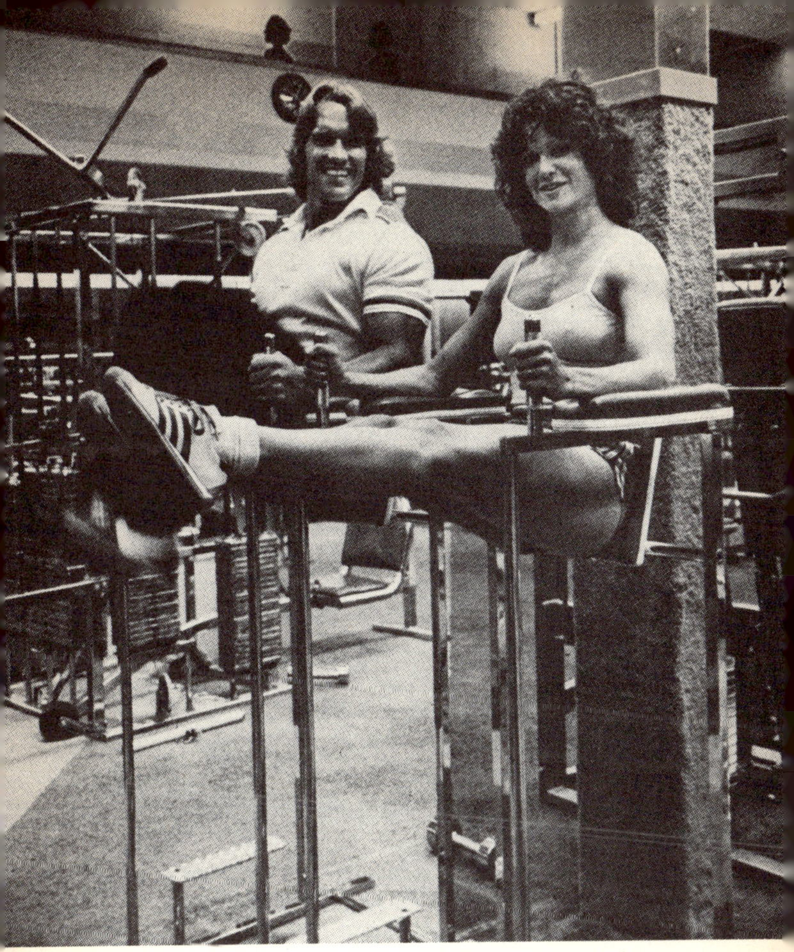

Körper und Geist

Sie müssen lernen, Körper und Geist als Einheit zu sehen. Das ist nur allzuoft nicht der Fall. Die Leute sehen in ihrem Körper eher ein Gepäckstück, eine Last, die sie ein Leben lang mit sich herumschleppen müssen – in guten wie in schlechten Zeiten. Der Körper ist ihnen ewas selbstverständliches, was sie erst bewußt wahrnehmen, wenn sie ermüdet sind oder unter krankheits- oder verletzungsbedingten Schmerzen leiden. Dann sehen sie in der betreffenden Körperregion einen Feind oder Verräter, der sie quält und den sie irgendwie überwinden müssen. Und in ihrem Zorn und ihrer Frustration lassen sie sich dann zu Bemerkungen hinreißen, wie »Mein Körper spricht auf das Training nicht an – Ich habe Probleme mit den Beinen – Ich habe einen steifen Hals – Mein Rücken schmerzt.«

Wenn Sie Schmerzen haben oder sich schwach fühlen, dann will Ihnen der Körper vielleicht etwas damit sagen, Ihnen mitteilen, daß etwas nicht in Ordnung ist und Sie etwas dagegen tun müssen. Wenn Sie sich wohlfühlen ist es das gleiche. Dann sagt Ihnen der Körper: »Danke, das war genau das, was ich brauchte. Ich fühle mich großartig!« Und diese Kommunikation muß der Geist herstellen.

Sportler, die Höchstleistungen vollbringen, wissen, daß sie das nicht nur ihrem Körper, ihrer Kraft, ihrer Geschicklichkeit verdanken. Die wichtigste Rolle spielt der Geist, die psychische Energie im Sport. Und das aus folgendem Grund: Sie müssen sich vollständig und konkret vorstellen, was Sie vom Körper verlangen; erst dann kann er das ausführen.

Der Körper kann nur dann reagieren, und etwas tun – auch wenn es nur darum geht, den Arm zu heben – wenn er vom Gehirn den entsprechenden Befehl bekommt. Wenn Sie also ernsthaft den Körper verändern wollen, müssen Sie mit dem Geist beginnen.

Der Körper tut selten etwas rein zufällig. Das wird deutlich, wenn es darum geht, einen Weltrekord zu brechen oder eine andere scheinbar übermenschliche Leistung zu erbringen. Wenn ein Gewichtheber vor einem Gewicht steht und sich sehen kann, wie er es hebt, dann kann er es auch schaffen. Die Läuferin muß sich vorgenommen haben, den Welt-

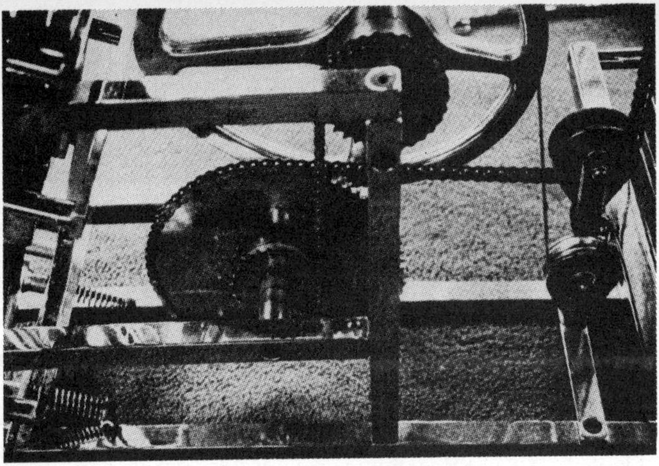

rekord zu brechen, und sie muß daran glauben, daß sie es schaffen kann. Wenn sie nur fest genug davon überzeugt ist, wird es ihr auch gelingen. Der Geist treibt den Körper an. Bei jeder physischen Anstrengung ist der Geist genauso wichtig wie der Körper.

Stellen Sie sich den Körper vor, den Sie haben wollen. Wenn Sie diese Vorstellung im Geist verankert haben, dann lassen Sie sich davon für das Training motivieren. Es muß ein Ziel sein, das Sie *fest entschlossen* erreichen wollen. Nun können Sie systematisch vorgehen. Sie können zum Beispiel sagen: »Ich muß mich mehr um die Oberschenkel kümmern«, weil Sie in Ihrer Vorstellung die Oberschenkel viel straffer und schlanker sehen, als sie es heute sind.

Ihr Körper und Ihr Geist sind nur zwei Teile eines Ganzen. Zusammen bilden sie den Menschen, der Sie sind. Körper und Geist können und sollen nicht getrennt gesehen werden. In seinem Werk »Bioenergeties« sagt Alexander Lowen: »Wenn Du Dein Körper bist und Dein Körper ist Du, dann bringt das zum Ausdruck, wer Du bist. Der Körper verwirklicht Dich in dieser Welt. Wenn der Körper einen Teil seiner Energie verliert, zum Beispiel durch Erschöpfung, dann tendiert er zum Aufgeben.«

Legen Sie fest, wie Sie Ihren Körper verbessern wollen. Es genügt nicht, wenn Sie einfach ›besser aussehen‹ wollen. Setzen Sie sich konkrete meßbare Ziele. Sagen Sie sich: »Ich habe Konfektionsgröße 46; ich *will* Größe 42. Ich habe einen Taillenumfang von 74 cm; ich *will* auf 66 cm kommen.« Das sind konkrete Zielvorstellungen, die das Gehirn verstehen kann.

Wenn Sie einmal definiert haben, was Sie ändern wollen, müssen Sie die Willenskraft entwickeln, Ihre Wünsche zu verwirklichen – also, die Übungen zu machen und sich an Ihren Trainingsplan zu halten. Wenn Eiskrem und Schokoladentorte Sie in Versuchung bringen, brauchen Sie Willenskraft, um sich weiter schlank zu sehen und auf diese minderwertige Nahrung zu verzichten. Wenn Sie einmal die ersten Ergebnisse des Trainings sehen und spüren, wird Ihnen diese Willensanstrengung leichter fallen.

Der Geist ist ein unglaublich effizientes Kontrollorgan für den Körper. Ich habe in jahrelangem Training für Bodybuildingwettkämpfe gelernt, daß ich nach einiger Zeit jedes Ziel erreichen konnte, das ich mir einmal gesetzt hatte.

Dabei entwickelte sich eine Art ›Rückkoppelungsmechanismus‹. Wenn Sie einmal sehen, daß sich Ihr Körper verändert, werden Sie darauf stolz sein und an Selbstvertrauen gewinnen. Damit wiederum gewinnen Sie die Überzeugung, daß Sie immer mehr erreichen können. Und von da an gibt es praktisch keine Grenzen mehr. Sie müssen die Vorstellung, die Sie sich von Ihrem neuen Körper machen, innerlich völlig akzeptiert haben, ehe Sie diesen Körper Wirklichkeit werden lassen und ohne Anstrengung erhalten können.

Gehen Sie langsam vor. Setzen Sie sich zunächst leicht erreichbare Ziele, dann schwierigere. Sie müssen *jeden* –

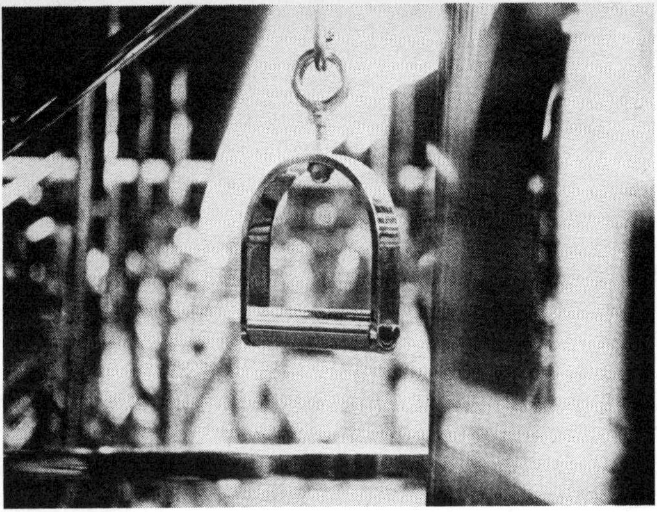

und das ist wichtig – aber auch *jeden* Fortschritt, wie gering er auch sein mag, als solchen anerkennen. Wenn Sie zum Beispiel ein paar Zentimeter um die Taille abnehmen wollten, haben aber Ihr Ziel nicht ganz erreicht, dann sagen Sie sich nicht: »Ich habe versagt«. Sehen Sie die positive Seite. Sagen Sie sich: »Ich bin schon zwei Zentimeter schlanker geworden. Das war nicht schwer. In den nächsten zwei Wochen wird es mehr sein.« Rückschläge, gleich welcher Art, dürfen Sie nie akzeptieren und an einen möglichen Fehlschlag Ihrer Bemühungen nicht einmal denken. Und nun machen Sie sich an die Arbeit und werden Sie das, was Sie sein wollen.

Das Alter spielt keine Rolle

Viele Frauen über vierzig machen den Fehler, zu glauben, daß sie nun natürlicherweise weniger attraktiv als mit zwanzig Jahren sind. Das sehen sie als unvermeidliche

Folge des Alterns. In Wirklichkeit jedoch haben sie nur aufgegeben und vor dem Alter kapituliert.
»Ich werde eben älter«, sagen sie. »Ich werde nie mehr so schön oder so anmutig sein, wie früher. Ich mache mir nichts draus.« Ich glaube, daß es ihnen sehr wohl etwas ausmacht. Eine Frau, die stark und selbstbewußt ist und sich ihre Vitalität bewahrt hat, wird sagen: »So nicht. Ich werde gegen das Alter ankämpfen. Akzeptieren werde ich es nie. Das Alter kann mir nichts wegnehmen. Ich werde alles behalten, was ich habe – meine Schönheit, meine Flexibilität, mein aktives Leben, meine Energie, meine Kraft und Ausdauer.«
Es gibt kein Lebensalter, in dem Sie nicht trainieren sollten. Es ist auch nie zu spät, mit einem systematischen Programm zu beginnen, das den Körper verjüngt. Die Bedeutung des Trainings für das allgemeine Wohlbefinden steigt sogar mit zunehmendem Lebensalter. Sie brauchen dann nicht *mehr* Training, aber wenn Sie älter und damit weniger aktiv werden, brauchen Sie ein besser geplantes Training, das Sie aktiv und flexibel erhält. Nur so können Sie alle Körperfunktionen erhalten.
In seinem Buch »*Stress Without Distress*« stellt Dr. Hans Selye fest:
»Wir wissen heute, daß ungenutzte Muskel- und Gehirnzellen und andere Organe ihre Funktionsfähigkeit verlieren. Wer fit bleiben will, muß Körper und Geist trainieren. Außerdem beraubt uns mangelnde Aktivität jeder Möglichkeit, den angeborenen Drang nach Aktivität zu verwirklichen; so führt die Ziellosigkeit zu Spannungen und Unsicherheit.«

Betty Weider ist der lebende Beweis dafür, wie das Training mit Gewichten Sie jung erhalten kann. Betty ist heute über fünfzig, hat aber das Aussehen einer Mitdreißigerin. Sie ist mit Joe Weider, dem Zeitschriftenherausgeber und Trainer der Champions, verheiratet.

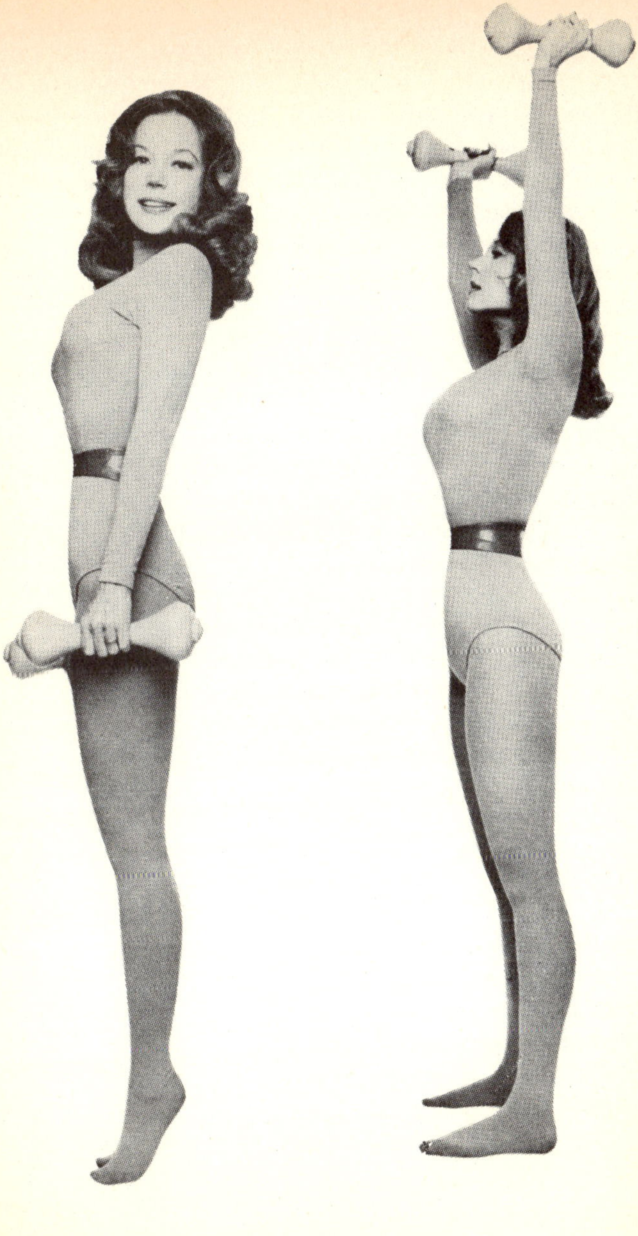

Man kann den Körper nicht dadurch *schonen,* daß man ihn nicht fordert. Das Ergebnis ist das genaue Gegenteil: ein Körper, der nicht belastet wird, wird geschwächt. Training, vor allem nach einem planvollen Programm, das den ganzen Körper kräftigen und erhalten soll, kann einige der nachteiligen Folgen des Alterns verhüten oder sogar überwinden – vernachlässigte Muskeln, steife Gelenke und Sehnen, hängende Schultern, Fettleibigkeit, schlaffe Oberarme und Zellulitits.

Das können Sie vermeiden, wenn Sie schon in der Jugend regelmäßig trainieren. Wenn Sie aber bereits Opfer eines oder mehrerer Ergebnisse der eben erwähnten Folgen der Vernachlässigung des Körpers sind – und das ist anzunehmen –, können Sie jetzt mit dem Training beginnen und diese Folgen allmählich abbauen. Zur Anpassung meines Programmes an Ihr Alter und Ihre gegenwärtige körperliche Kondition empfehle ich Ihnen drei Grundregeln:

1. Wenn Sie über dreißig sind, lassen Sie eine ärztliche Generaluntersuchung machen, ehe Sie mit dem Training beginnen. Sagen Sie dem Arzt, daß Sie trainieren wollen und tun Sie dann niemals mehr, als er Ihnen erlaubt. (Darauf werde ich später noch näher eingehen.)
2. Beginnen Sie langsam und steigern Sie sich allmählich. Achten Sie darauf, daß Sie sich mit jeder Übung vollständig vertraut machen, ehe Sie zu einer schwierigeren übergehen.
3. Achten Sie auf das, was Ihnen Ihre Muskeln sagen. Versuchen Sie nie, schwerere Gewichte zu nehmen oder mehr Wiederholungen zu machen, als Sie verkraften können. Trainieren Sie hart, fordern Sie den Körper, aber gehen Sie dabei nie zu weit.

Das Training wird Ihrem Körper auf jede Weise nutzen. Sie werden sich vitaler fühlen, und das ist der Schlüssel zu einem erfüllten Leben. Nach jedem Training werden Sie die gesteigerte Vitalität spüren und damit auch geistig wacher werden und sich wohler fühlen.

Aber Vorsicht: Wenn Sie den Körper lange Zeit vernachlässigt haben, müssen Sie Zeit und Mühe aufwenden, um ihn wieder in Form zu bringen. Seien Sie realistisch. Wenn eine zwanzigjährige Frau ohne besondere körperliche Probleme einen Monat lang drei mal pro Woche je 45–60 Minuten trainiert, wird sie danach wahrscheinlich phantastisch aussehen. Eine Vierzigjährige dagegen, die sich zwanzig Jahre lang gehen ließ, braucht wahrscheinlich drei oder vier Monate, um das gleiche zu erreichen. Aber sie kann und wird es erreichen. Und drei oder vier Monate Training (insgesamt nicht mehr als 48 Stunden reine Trainingszeit) sind fast nichts im Vergleich zu den 20 Jahren, in denen Sie den Körper vernachlässigt haben. Aber das ist das wunderbare am menschlichen Körper: er kann immer verändert werden, gleich, in welchem Zustand er ist.

Bessere Gesundheit

Ich kann aus eigener Erfahrung sagen, daß ich um so weniger krankheitsanfälliger wurde, je mehr ich trainiert habe. Als Kind war ich ständig krank. Als ich aber begonnen hatte, verschiedene Sportarten zu betreiben, und mit Gewichten zu trainieren, wurde ich nie wieder ernsthaft krank. Viele Frauen haben die gleiche Erfahrung gemacht. Zuerst wollten sie nur die Figur verbessern, ein paar Zentimeter um die Oberschenkel loswerden, den Busen straffen oder bessere Waden entwickeln. Aber bessere Gesundheit ist ein unerwartetes Nebenergebnis des Trainings. Viele Frauen in meinen Fitness-Seminaren fühlen sich nicht nur allgemein besser und aktiver, sondern haben auch weniger Menstruationsbeschwerden; andere stellen fest, daß Schwangerschaft und Geburt infolge der besseren Kondition unkomplizierter und weniger schmerzhaft waren.

Das Training sollte auch Ihren gesundheitlichen Allgemeinzustand verbessern und Ihnen in allen Körperregionen – Knochenbau, Lungen, Herz und Kreislauf, Verdauung und Nervensystem – positive Ergebnisse bringen.
Die kräftigeren Muskeln und die bessere Flexibilität werden auch Ihre Haltung verbessern. Die Lungen werden gekräftigt und ihre Kapazität gesteigert, so daß die Körperzellen besser mit Sauerstoff versorgt werden. Das Herz wird gekräftigt, die Pulsfrequenz und vielleicht sogar der Blutdruck gesenkt, während das Herz selber leistungsfähiger wird. Der verbesserte Kreislauf bringt dem Körpergewebe mehr sauerstoffreiches Blut; das gibt Ihnen mehr Energie, außerdem profitieren auch Haut, Nägel und Haar. Der Verdauungsapparat arbeitet besser; so werden Appetit und Ausscheidung reguliert und Sie besser vor Erkrankungen in allen Körperbereichen geschützt.
Selbst das Gehirn profitiert. Eine verbesserte Sauerstoffversorgung der Gehirnzellen macht Sie leistungsfähiger, so daß Sie aufnahmefähiger sind und rationeller denken können. Regelmäßiges Training ist geeignet, schädlichen Stress und Angstgefühle abzubauen, die sonst zu Ermüdungserscheinungen und vorzeitigem Altern führen. Damit sind Sie auf allen Gebieten voll leistungsfähig.

Lernen Sie Ihren Körper kennen

Der Einfachheit halber teilen wir die Menschen oft in drei Körpertypen ein: Exomorphe, Mesomorphe und Endomorphe. Gelegentlich ist man so weit gegangen, sogar von drei verschiedenen Rassen zu sprechen – so unterschiedlich sind sie im Aussehen und in ihrer Lebenseinstellung.
Exomorphe gelten oft als Denker. Wenn Sie exomorph sind, dann sind sie relativ groß, schlank, mit schmalem Knochenbau, schlanken Händen und Fingern, schmalen langen Füßen und haben ein dreieckiges Gesicht. Mit dem Gewicht

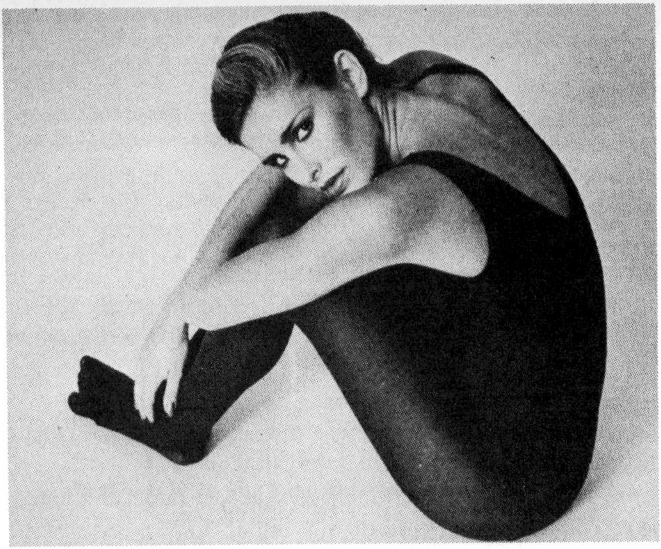

hatten Sie wahrscheinlich nie Probleme. Es ist Ihnen vielleicht schwer gefallen, das nötige oder gewünschte Körpergewicht zu halten. Da Sie eher zum Einzelgängertum neigen, werden Sie anfangs wahrscheinlich allein oder mit einem guten Freund trainieren.

Mesomorphe – die Macher – sind athletischer gebaut. Wenn Sie zu diesem Körpertyp gehören, sind Sie von Natur aus muskulös und kräftig und haben einen massiven Knochenbau. Wahrscheinlich treiben Sie gern Sport wie Tennis oder Schwimmen. Sie haben eine eher jungenhafte Figur und einen entschlossenen Gesichtsausdruck. Den anderen im Studio sind Sie meist voraus.

Endomorphe sind die Redner. Wenn Sie (was wahrscheinlich nur selten der Fall ist) Ihr Idealgewicht haben, kann man ihre Figur am besten als üppig bezeichnen. Kurven und Rundungen. Mit dem Gewicht werden Sie Probleme haben.

Wahrscheinlich haben Sie es schon mit jeder Diät versucht, die der Mensch je erfunden hat. Und wahrscheinlich essen Sie auch gern mehr, als Ihnen gut tut. Seien Sie vorsichtig. Zur Selbstverständlichkeit wird Ihnen das Training nie. Und wenn Sie müde werden, reden Sie zu viel, machen Witze und verplempern die Zeit, die Sie zum Training verwenden sollten.

Ein bestimmter Körpertyp muß nicht unbedingt besser sein als die anderen. Der eine oder andere mag im Sport oder im Training günstiger sein, aber alle drei haben ihre eigenen Probleme, die allerdings in jedem Fall korrigiert werden können. Das gleiche gilt im professionellen Bodybuilding. Da kamen schmächtige Männer zu mir ins Studio und meinten, sie hätten nie eine Chance, eine muskulöse Figur zu entwickeln, weil sie nicht den richtigen Körpertyp hätten. Denen sage ich dann, daß es darauf gar nicht ankommt, sondern daß sie das Training nur anders anpacken müssen. Sie müssen mit Hilfe einer schnell wirkenden Diät zunehmen und mehr Übungen machen, um bestimmte schwache Körperpartien zu entwickeln. Sie müssen Training und Ernährung entsprechend anpassen und dann können Sie genauso gut werden, wie die von Natur aus kräftiger Gebauten. Das ist wahrscheinlich nicht einfach, aber es ist zu schaffen. Im Bodybuilding hatten Männer wie Frank Zane und Franco Colombo anfangs mit allen nur denkbaren Handicaps zu kämpfen. Sie waren schmal und knochig – aber zum Schluß waren sie Weltmeister. Bei Bruce Randall war es das genaue Gegenteil. Er wog 180 Kilo, kam dann auf 90 und wurde ebenfalls Weltmeister.

Auch Frauen können sich in so extremer Weise verändern. Wenn sie zu schmächtig sind – also zu den Exomorphen gehören –, können sie fettfreies Muskelgewebe bilden und so die Figur verbessern. Die Endomorphen können Diät leben und intensiv trainieren und so eine straffere und attraktivere Figur bekommen. Sie dürfen sich allerdings nicht mehr vollstopfen, sondern müssen lernen, weniger zu essen. Wer jedoch zu mager ist und nie viel ißt, muß vielleicht anfangen, mehr zu essen. Aber jede Frau hat die Möglichkeit, ihren Körper neu zu formen und schöner zu werden, wenn sie nur eine klare Vorstellung davon hat, wie sie aussehen will. Letztlich kommt es nur darauf an.

Oft ist es einfacher, die eigenen Fehler und Schwächen hinzunehmen, sich Ausreden einfallen zu lassen und sich zu nehmen, wie man ist – Fett, Hängebusen, Cellulitis. Aber davon halte ich nichts. Schwächen sollte man nicht als unabänderliches Schicksal ansehen. Man muß sie bekämpfen und überwinden. Sie müssen sie unter Kontrolle bringen. Wenn Sie eine Frau sehen – ob daheim, auf der Straße oder bei einer Party –, die sich selbst in der Hand hat, dann wird sie schön und anmutig wirken. Sie strahlt Selbstvertrauen aus und schwebt förmlich von einem Platz zum anderen. Und die Beachtung, die sie findet, stärkt wiederum ihr Selbstvertrauen. Damit wirkt sie überzeugender und gewinnt eine positivere Einstellung zum Leben. Ergebnis: Ihr Leben wird immer lebenswerter.

Am leichtesten können Sie sich selbst einen Strick drehen, wenn Sie Ausreden dafür erfinden, daß Sie nicht in Form sind. Etwa: »Ich mag keine Parties« – »Ich tanze nicht gern« oder »Ich gehe nicht gern an den Strand«. Das heißt doch nur, daß die Frau, die solche Entschuldigungen vorbringt, sich selbst in die Tasche lügt. Wenn Sie oft solche Ausreden gebrauchen, dann setzen Sie sich einmal hin und überlegen Sie, warum. Warum will ich nicht zu einer Party gehen? Warum will ich nicht tanzen gehen? Warum will ich nicht an den Strand gehen? Hat das wirklich sachliche Gründe, oder wollen Sie sich nur wegen Ihres Aussehens nicht in der Öffentlichkeit blicken lassen?

Lassen Sie sich nicht entmutigen und vor allem, nehmen Sie das nicht als Ihr persönliches Schicksal hin. Tun Sie etwas! Verändern Sie Ihren Körper!

Selbsteinschätzung

Kaufen Sie sich ein Tagebuch, in dem Sie alle persönlichen Daten (Größe, Maße, Gewicht usw.) eintragen können, dazu alle Beobachtungen, Ihre Fortschritte und von Zeit zu Zeit eine Selbsteinschätzung. Da diese Aufzeichnungen Sie ständig begleiten sollen, wählen Sie ein stabiles Tagebuch, bei dem Sie keine Seiten herausreißen oder durch andere ersetzen können. Sie sollen sich so akzeptieren, wie Sie heute sind, mit allen Fehlern und Schwächen. Nur dann können Sie objektiv entscheiden, welche Veränderungen Sie erreichen wollen. Und nun stellen Sie sich vor den Spiegel und ziehen sich aus. Das fällt Ihnen vielleicht schwer. Viele Menschen steigen aus dem Bett und ziehen sofort einen Morgenmantel an. Sobald sie aus der Dusche kommen, trocknen sie sich ab und wickeln sich in ein großes Badetuch. Ständig verstecken sie sich. Ich weiß, es wird einigen von Ihnen schwerfallen, sich vor dem Spiegel auszuziehen, sich anzusehen, und das zuzugeben, was Sie seit Jahren verdrängt haben: Cellulitis, angeschwollene Venen, eine Haut, die wie tot wirkt, erschlaffte Brüste oder ein fetter Hintern. Vergessen Sie aber nicht: Kein Grund zur Verzweiflung. Sie wissen, daß Sie Ihren Körper verändern können, und das sollte Sie motivieren.

Edith Head, die Designerin aus Hollywood empfiehlt, Sie sollten eine große braune Papiertüte nehmen, zwei Löcher für die Augen hineinschneiden und sich die Tüte über den Kopf stülpen. Ihre Begründung: Wenn Sie das Gesicht nicht im Spiegel sehen können, sind Sie viel objektiver. Versuchen Sie es einmal damit, vielleicht hilft es auch Ihnen.

Entkleiden Sie sich langsam, und beobachten Sie sich dabei im Spiegel. Wie sehen Sie aus, wenn Sie sich vorbeugen? Bewegen Sie sich so fließend, wie Sie es gern hätten? Sehen Sie Körperpartien, die offenbar aus den Fugen geraten sind? Sind die Konturen noch so gut wie früher?

Wenn Sie sich ganz ausgezogen haben, sehen Sie sich kurz von vorne an. Seien Sie dabei gründlich und merken Sie sich alles, was Sie sehen.
Drehen Sie sich auf die Seite. Überprüfen Sie die Seitenansicht sorgfältig. Drehen Sie sich auf die andere Seite. Bemerken Sie einen Unterschied?
Stellen Sie sich mit dem Rücken zum Spiegel und schauen Sie sich in einem Handspiegel an, wie Sie von hinten aussehen. Widerstehen Sie der Versuchung, über alles hinwegzusehen, was Ihnen mißfällt. Überlegen Sie statt dessen, wie Sie diese Körperpartien verbessern können.
Setzen Sie sich mit Ihrem Tagebuch vor den Spiegel. Betrachten Sie sich mehrmals und notieren Sie, was Sie sehen. Seien Sie so ehrlich und objektiv, wie nur möglich. Wenn Sie von Anfang an ehrlich sind, wird Ihnen das helfen, Ziele zu setzen und Sie motivieren, in den kommenden Wochen und Monaten Ihre Probleme zu überwinden.

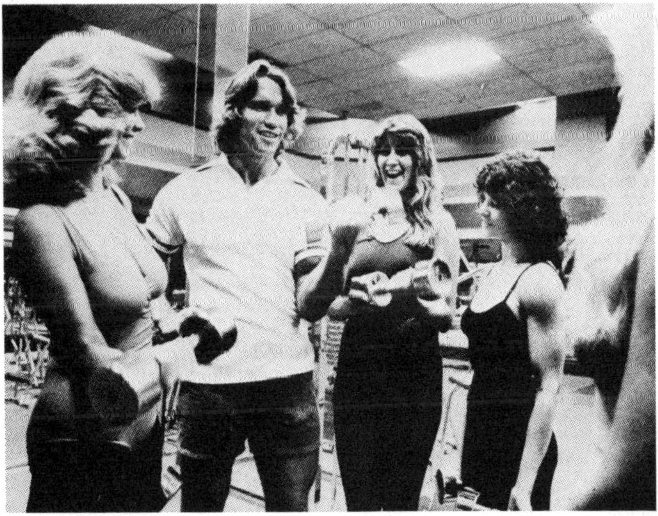

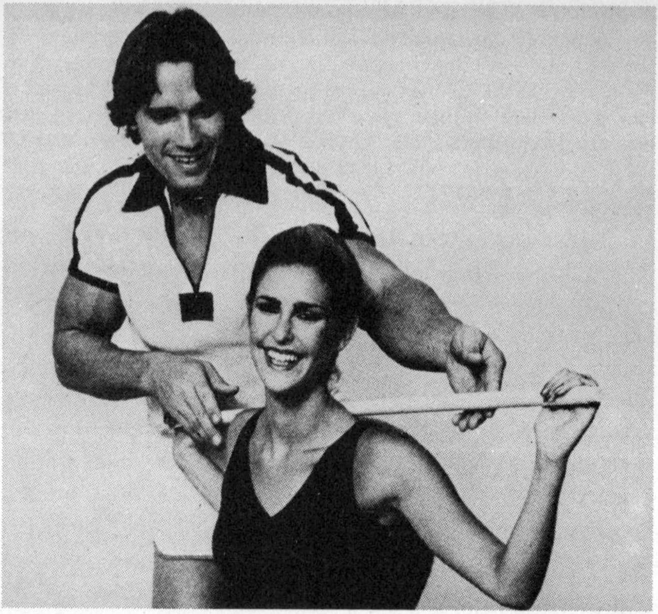

Vielleicht müssen Sie einige Male aufstehen und sich so im Spiegel ansehen. So gehen Sie sicher, daß Sie sich weder zu streng noch zu milde beurteilen. Achten Sie auf die Konturen von Taille, Gesäß, Oberschenkeln und das Fleisch gerade über den Knien. Sind sie fließend und ansprechend? Zögern Sie nicht, neben den schwachen Punkten auch Ihre Vorzüge zu notieren. Wenn Sie finden, daß Ihre Beine oder Ihre Brüste gut aussehen, dann sagen Sie es auch, und sagen Sie auch, warum. Im Detail. Ich finde, Kritik sollte immer konstruktiv und darauf angelegt sein, positive Ergebnisse zu bringen. Nun stellen Sie sich wieder vor den Spiegel und betrachten sich gründlich von oben bis unten. Fassen Sie sich an. Fassen Sie das überschüssige Fett. Achten Sie darauf, wo die Haut erschlafft ist. Untersuchen Sie den eigenen Körper, als gehöre er einer anderen. Notieren Sie das Ergebnis ebenso wie Ihre Reaktion. Und dann sagen Sie sich, wie schön Sie sein werden, wenn Sie trainieren und so die Vorstellung Wirklichkeit werden lassen, die Sie sich von Ihrem neuen Ich machen.

Waage, Maßband und Spiegel

Sie sollten Ihren Fortschritt nicht nach dem beurteilen, was die Waage anzeigt. Zu Anfang können Sie den Taillenumfang um bis zu zehn Zentimeter reduzieren, ohne daß sich das im Gewicht bemerkbar macht. Warum? Mit den Übungen haben Sie eine Anzahl von Muskeln entwickelt, und dieses neue Gewebe hat ein viel größeres spezifisches Gewicht als Fett. Natürlich sollen Sie sich wiegen und das Gewicht notieren. Ich rate Ihnen aber dringend, mehr auf das Erscheinungsbild, als auf das zu achten, was die Waage anzeigt.

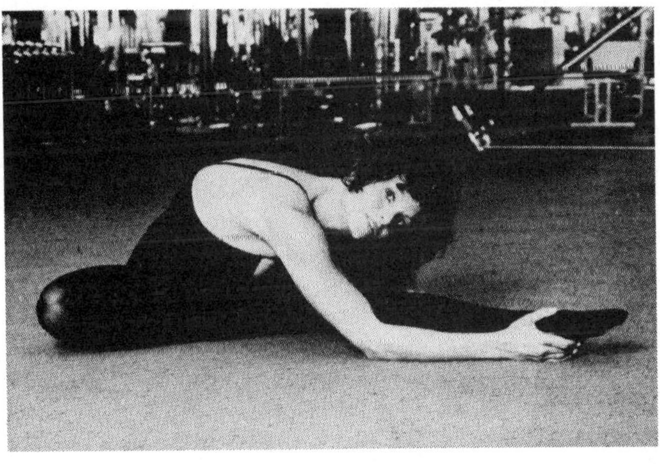

Machen Sie sich in Ihrem Tagebuch eine Tabelle, wie ich sie hier zeige, und tragen Sie die entsprechenden Werte ein.
Dann machen Sie am Ende jeder Woche eine neue Tabelle, so daß Sie ständig über Ihre Fortschritte auf dem laufenden sind.
Machen Sie drei Photos von sich selbst – von vorn, von hinten und von der Seite. Aktphotos sind am besten, aber wenn Sie sich nicht dazu durchringen können, reicht zur Not auch ein enganliegender Badeanzug oder ein Trikot. Das geht problemlos, wenn Sie eine Sofortbildkamera haben oder ausleihen. Setzen Sie die Kamera auf ein Stativ, schalten Sie den Selbstauslöser ein und photographieren Sie sich. Kleben Sie je zwei der Photographien auf gegenüberliegende Seiten Ihres Tagebuches – entweder vor oder unmittelbar nach den Feststellungen, die Sie gerade über sich selbst gemacht haben. Die ersten Photos rühren Sie nicht an. Auf den zweiten zeichnen Sie mit einem dünnen Fettstift genau auf, wie Sie aussehen wollen. Trimmen Sie alle Fettpolster, nehmen Sie hier und da etwas weg und formen Sie Ihren neuen Körper. Verwenden Sie den Stift so, wie Sie die Übungen anwenden werden.
Machen Sie nach jedem Training eine Eintragung. Notieren Sie die Fortschritte und setzen Sie sich neue Ziele. Schreiben Sie auch auf, wie sich das Training auf Ihren Körper auswirkt und wie Sie sich insgesamt fühlen. Machen Sie zu Beginn jedes neuen Übungsprogramms und dann in regelmäßigen Abständen – zwei Wochen oder ein Monat – neue Aufnahmen. Vergleichen Sie sie mit den ersten, die Sie unverändert gelassen hatten, und auch mit den anderen, auf denen Sie Ihre Vorstellungen angezeichnet hatten. So können Sie Ihre Fortschritte beurteilen und sich neue Ziele setzen.
Behalten Sie um Ihrer selbst willen das Tagebuch für sich. Halten Sie es nach jeder Eintragung an einem sicheren und nur Ihnen zugänglichen Platz, wie etwa im Wäschefach.

Wenn Sie es andere sehen lassen, besteht die Gefahr, daß sie Sie entweder auslachen oder negative Kommentare machen, und das kann Ihnen den Mut nehmen.
Was auch immer Sie sonst tun, führen Sie ein Tagebuch. Es ist erwiesen, daß man Ziele leichter erreicht, wenn man sie schriftlich fixiert hat. Das Tagebuch kann der genaue Gradmesser Ihres Fortschritts sein. Es wird Ihnen zeigen, wie sehr Sie sich mit jedem Trainingsmonat verändert haben.

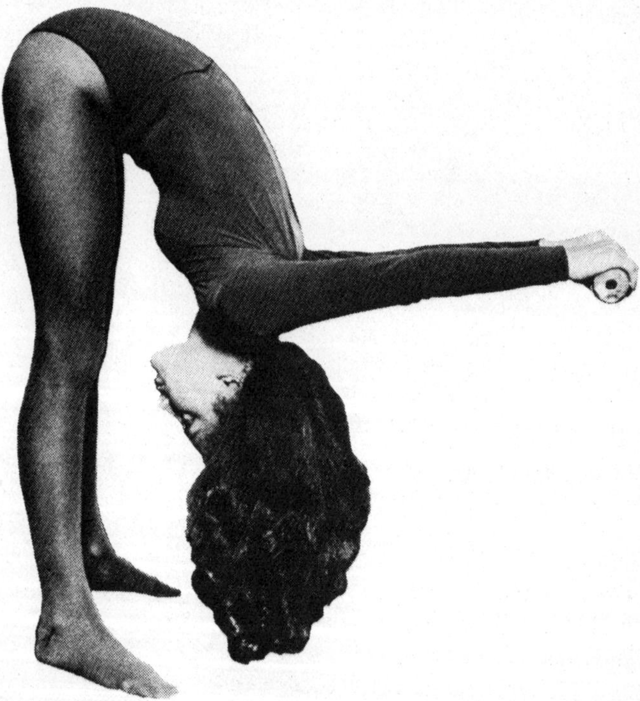

Das Übungsprogramm

Serie 1 – Einführende Widerstands-Übungen

Bei diesen Übungen, die Sie daheim ausführen können, liefert das eigene Körpergewicht den Widerstand, um Sie in Form zu bringen, die Muskeln zu straffen und flexibler zu machen. Eingeschlossen sind auch zwei Übungen mit leichten Kurzhanteln, die Sie auf das Training im Studio vorbereiten sollen.

Serie 2 – Training im Studio

Diese Übungsfolge bietet eine gründliche Einführung in Studios und ihre Ausstattung – also die Geräte, die Ihnen gestatten, jede Muskelgruppe gezielt und gründlich zu trainieren. Die Übungen sind so angelegt, daß Ihnen jede einzelne den größtmöglichen Nutzen bringt.

Serie 3 – Supersätze

Bei Supersätzen werden zwei Übungen für zusammengehörige oder einander ergänzende Körperpartien ohne Pause nacheinander ausgeführt. Hier handelt es sich um ein ausgeklügeltes und anstrengendes Programm für Fortgeschrittene, die wirklich interessiert sind.

Serie 4 – Übungen, die Sie überall und jederzeit machen können

Hier handelt es sich um ein Programm für Frauen, die viel reisen oder nicht in einem Studio trainieren können. Ich biete es Ihnen, damit Sie keine Ausrede haben, sich vor dem Training zu drücken. Es ist ein fortgeschrittenes Programm, das über die einführenden Übungen hinausgeht.

Jede Serie enthält Übungen, die in der angegebenen Reihenfolge auszuführen sind. Beginnen Sie jedes Training mit dem auf Seite 52 geschilderten Aufwärmeprogramm und schließen Sie mit den unmittelbar anschließend beschriebenen Streckübungen.

Wenn Sie das Training so produktiv wie möglich gestalten wollen, müssen Sie die richtige Atemtechnik erlernen. Das Grundprinzip besteht darin, daß Sie bei der stärksten Belastung ausatmen und bei der geringsten einatmen. Ein gutes Beispiel ist der Liegestütz. Wenn Sie den Körper hochdrücken – also den größten Widerstand zu überwinden haben – atmen Sie aus; dann, wenn Sie den Körper wieder herablassen und also den geringsten Widerstand zu überwinden haben, atmen Sie ein. Zunächst wird diese kontrollierte Atmung bewußt erfolgen müssen, nach einiger Zeit wird sie jedoch zur Selbstverständlichkeit werden. Bei jeder Übung gebe ich auch Anweisungen zur richtigen Atmung.

Auch die Anzahl der Wiederholungen ist für jede Übung angegeben. Eine Wiederholung ist die vollständige Ausführung einer Bewegung – also einen Liegestütz, einmal Bankdrücken, ein Curl usw. Versuchen Sie nicht mit Gewalt, alle auszuführen; arbeiten Sie sich allmählich an die von mir angegebene Anzahl heran. Die Wiederholungen sollen fließend, rhythmisch und ohne Pause aufeinander folgen. Vielleicht brauchen Sie einige Zeit, bis Sie mit den Übungen so weit vertraut sind und die nötige Flexibilität gewonnen haben, um diesen Rhythmus zu finden. Sie werden feststellen, daß Sie sich nach derart ausgeführten Übungen angeregt und energiegeladen fühlen. Wenn Sie schlampig und ohne Rhythmus trainieren, werden Sie Energiereserven verbrauchen und sich anschließend erschöpft fühlen.

Ein Satz ist die Anzahl der Wiederholungen, die unmittelbar nacheinander ausgeführt werden. Wenn bei einer Übung zuerst das eine Bein oder der eine Arm, und dann

der andere trainiert wird, und Sie zehn Wiederholungen machen sollen, dann bedeutet das pro Satz zehn Wiederholungen für *jeden* Arm oder *jedes* Bein. Wenn nicht anders angegeben, sollte ein Satz nicht länger als eine Minute dauern. Wenn zwei Sätze angegeben sind, machen sie die genannte Zahl von Wiederholungen, pausieren kurz und machen weiter. Diese Aufteilung in Sätze erfolgt unter anderem deshalb, weil die Muskeln am besten reagieren, wenn sie trainiert werden, dann eine Ruhepause bekommen, und wieder trainiert werden. Eine Ausnahme sind Bauch-, Hüft- und Wadenmuskeln.
Für jede Übung ist die optimale Anzahl von Wiederholungen sowie das optimale Gewicht für Übungen, die mit Gewichten ausgeführt werden, angegeben.

Ehe Sie anfangen. Training braucht jeder. Jeder Körper wird ungeachtet des Lebensalters oder der Kondition positiv auf das Gewichtstraining reagieren. Bei manchen Menschen jedoch lassen es bestimmte physische Gegebenheiten nicht ratsam erscheinen, bestimmte Übungen auszuführen. Ehe Sie sich in ein Trainingsprogramm stürzen, sollten Sie sich daher einer Generaluntersuchung durch Ihren Hausarzt unterziehen. Sagen Sie ihm vorher, was Sie vorhaben, und bitten Sie ihn um grünes Licht. Wenn Sie Probleme haben, kann Ihr Arzt Ihnen helfen, sie zu überwinden, und er kann Ihnen auch sagen, wie Sie vorgehen und welche Übungen Sie meiden sollen. Zumeist wird der Arzt seine volle Zustimmung geben; in manchen Fällen jedoch wird er dazu raten, das Programm langsamer anzugehen.

Trainieren Sie regelmäßig und zur gleichen Zeit.
Trainieren Sie nur an drei Tagen pro Woche 45–60 Minuten. Diese Zeiteinteilung ist von großer Bedeutung und sollte unbedingt eingehalten werden. Ändern Sie sie nicht.

Die besten Ergebnisse erreichen Sie, wenn Sie immer einen vollen Tag pausieren, also etwa am Montag, Mittwoch und Freitag trainieren. Trainieren Sie mindestens 45 Minuten, aber nie länger als eine Stunde und *nie* öfter als drei Mal pro Woche. Sobald Sie fertig sind, dürfen Sie nicht einmal an das nächste Training denken, ehe es wieder so weit ist. Sie sollen weiter laufen, schwimmen und Tennis spielen, aber nicht die restliche Zeit Ihres Lebens in Trainingszeit umfunktionieren. Laufen Sie schnell zwei Stockwerke hoch oder beugen Sie sich jedes Mal mit durchgedrückten Beinen vor, wenn Sie etwas fallen gelassen haben und wieder aufheben wollen. Führen Sie die angegebenen Übungen aus, setzen Sie sich ein Ziel, das Sie damit erreichen wollen, und genießen Sie im übrigen das Leben.

Training ist keine Strafe. Wenn Sie mit dem Training beginnen, sollen Sie den Körper nicht so behandeln, als verdiente er Strafe, weil er so schlecht in Form ist. Das bringt Ihnen nur schmerzende Muskeln und läßt Sie jede Lust am Training verlieren. Vergessen Sie nicht: Sie wollen den Körper anlernen. Gehen Sie also langsam und schrittweise vor. Hören Sie auf Ihren Körper und halten Sie Kontakt mit ihm. Ich empfehle Ihnen, mindestens einen Monat bei jeder Übungsfolge zu bleiben. Achten Sie darauf, daß Ihnen alle Übungen einer Serie vertraut sind, ehe Sie zu der folgenden übergehen. Wenn Sie dazu zwei oder drei Monate brauchen, ist das völlig in Ordnung.
BLEIBEN SIE NICHT WENIGER ALS EINEN MONAT BEI EINER SERIE. Wenn die Übungen zu leicht werden, nehmen Sie schwerere Gewichte oder machen einen Satz mehr.

In Ihrem Tagebuch notieren Sie alle Angaben, die sich auf die einzelnen Übungen beziehen – die Anzahl der Sätze und Wiederholungen und das verwendete Gewicht. Schildern Sie auch Ihre Gefühle beim Training sowie die Veränderungen des Körpers und wie Sie sie sehen. Notieren Sie Ihre Ziele und wann Sie sie erreicht haben. Wenn Sie ein Ziel nicht ganz erreicht haben, versuchen Sie den Grund herauszufinden. Machen Sie zu Beginn und zum Abschluß jeder Übungsserie ein neues Photo von sich selbst und vergleichen Sie es mit früheren.

Musikbegleitung. In den letzten Jahren habe ich festgestellt, daß immer mehr Studios für Frauen das Training mit Musik unterstützen. Das hat meiner Meinung nach eine Menge Vorteile. Die Musik selbst ist hervorragend geeignet, körperliche Bewegung zu inspirieren. Der Takt der Musik bringt einen Rhythmus, und das ist gut für das Training und gut für den Körper. Die Körperfunktionen selbst sind rhythmisch gesteuert – Herzfrequenz, Durchblutung und Atmung. Da die Musik die Monotonie verringert, kann Sie Ihnen auch helfen, sich zu entspannen und mehr von den einzelnen Übungen zu profitieren. Ob Sie nun daheim trainieren oder im Studio, versuchen Sie es also einmal mit Musikbegleitung. Die Schallplatten oder Tonbänder sollten Sie dabei nicht wegen ihrer musikalischen Qualitäten auswählen. Achten Sie vielmehr auf einen starken und deutlichen Takt, nach dem Sie sich fließend und relativ schnell bewegen können.

Kleidung. Wählen Sie für das Training eine Kleidung, in der Sie sich wohlfühlen. Sie soll bequem sein und Ihnen völlige Bewegungsfreiheit lassen. Naturfasern, vor allem Baumwolle, sind angenehmer auf der Haut als Kunstfasern. Baumwolle absorbiert Schweiß, trocknet schnell und ist pflegeleicht.

Aufwärmen

Beginnen Sie das Training immer mit einigen Minuten Aufwärmeübungen; sie werden die Herzfrequenz steigern und Blut in die Muskeln bringen, wo Sie es brauchen. Nutzen Sie diese Zeit, um sich geistig auf das Training vorzubereiten.

Schalten Sie die Musik ein und beginnen Sie, sich mit halbem Tempo dazu zu bewegen. Machen Sie vier oder fünf

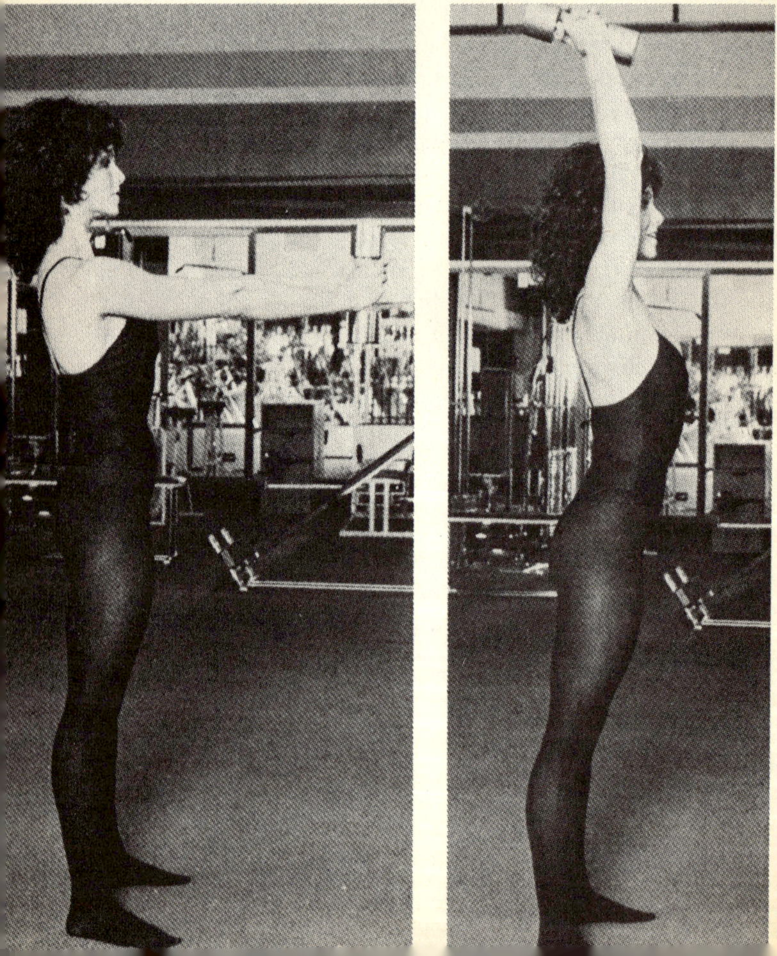

Kniebeugen. Strecken Sie jeden Arm dreimal voll über den Kopf. Berühren Sie langsam fünfmal die Zehen. Drehen Sie zweimal den Kopf nach jeder Seite. Beugen Sie sich viermal zurück. Laufen Sie zehn Sekunden auf der Stelle. Strecken Sie jedes Bein abwechselnd je fünfmal vor.
Nun fassen Sie eine leichte Kurzhantel mit beiden Händen und halten die Füße in einem Abstand von etwa 30 cm. Halten Sie die Hantel in Schulterhöhe vor dem Körper.

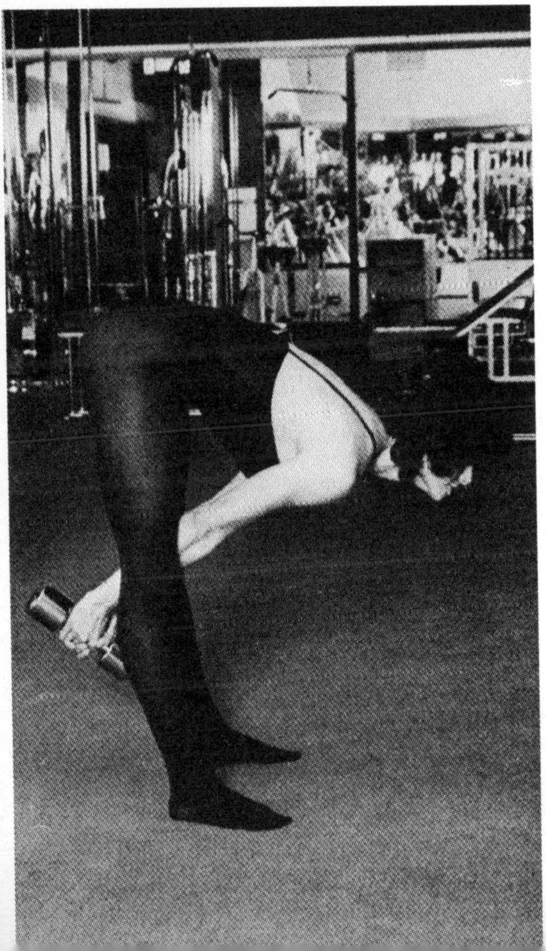

Halten Sie beide Arme gestreckt, heben Sie die Hantel langsam über den Kopf und führen Sie dann das Gewicht langsam durch die gespreizten Beine herab und so weit wie möglich nach hinten. Halten Sie Ellbogen und Knie während der ganzen Bewegung durchgedrückt.
Halten Sie nun die Hanteln in Taillenhöhe und schwingen Sie die Arme so weit wie möglich erst nach rechts und dann nach links, ohne Hüften und Beine zu bewegen.
Halten Sie die Kurzhantel wie bei der ersten Übung in Schulterhöhe. Halten Sie wieder einen Fußabstand von 30 cm ein. Erheben Sie sich auf den Zehen. Stehen Sie weiter auf den Zehen (Fußballen) und gehen Sie in die Kniebeuge, bis die Oberschenkel in der Horizontalen sind. Richten Sie sich langsam wieder voll auf.

Streckübungen

Machen Sie nach jedem Training zum Abschluß einige Streckübungen. Sie sind wichtig für die Entwicklung und Straffung der Muskulatur. Wenn das Muskelgewebe gedehnt wird, kann das Blut dort frei zirkulieren. So bleiben die Muskeln locker und flexibel, und Sie wiederum fühlen sich entspannt und erfrischt.
Beginnen Sie im Sitzen, wobei Sie die Beine weit gespreizt halten und das rechte Knie beugen, das linke jedoch durchdrücken.
Fassen Sie den Knöchel des linken Beines mit beiden Händen und gehen Sie mit dem Kopf herunter, bis er das linke Knie berührt. Strecken Sie dabei das Becken, um es so nahe wie möglich an den Oberschenkel zu bringen. Gehen Sie in die sitzende Stellung zurück.
Strecken Sie die linke Hand über den Kopf und legen Sie die rechte neben dem rechten Knie auf den Boden. Nun heben Sie den Körper auf dem rechten Knie und strecken den linken Arm über den Kopf. Halten Sie diese Stellung einige

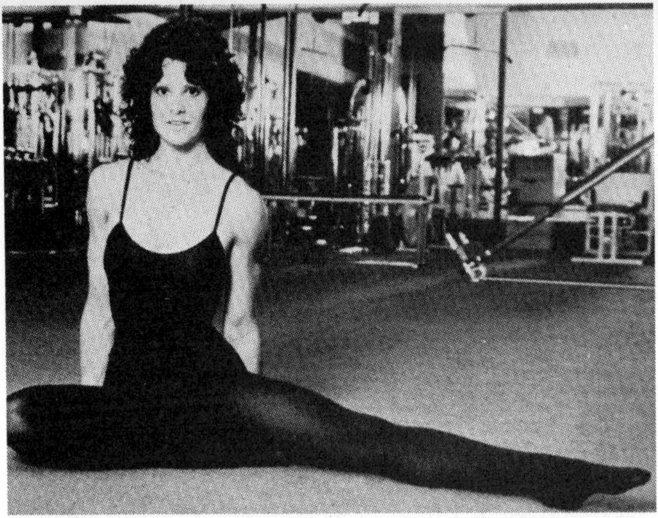

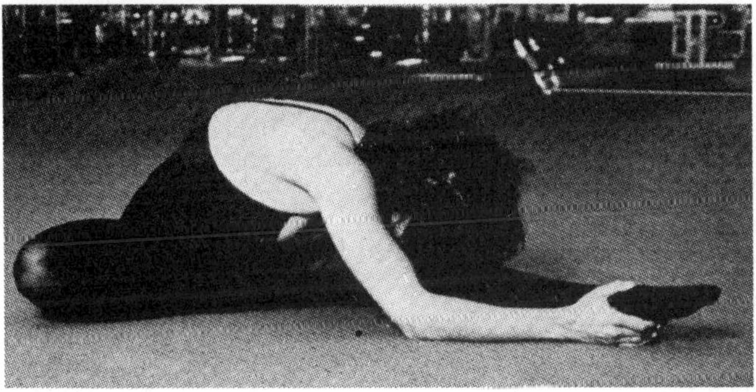

Sekunden, damit Sie den Widerstand spüren. Bei richtiger Ausführung wird damit der ganze Körper gestreckt. Machen Sie 10 Wiederholungen nach jeder Seite.
Wenn Sie die Streckübungen für Anfänger mühelos ausführen können, machen Sie zusätzlich die folgende kombinierte Drei-Weg-Streckübung.

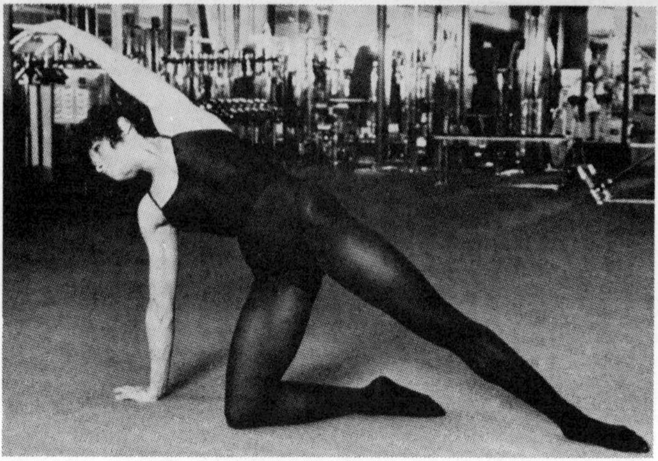

Ausgangsstellung: Setzen Sie sich mit so weit wie möglich gespreizten Beinen auf den Boden. (Nach ein paar Tagen sollten Sie da schon ein paar Zentimeter mehr schaffen). Strecken Sie beide Hände so weit wie möglich an den Beinen nach unten und versuchen Sie dabei die Knöchel zu erreichen. Bleiben Sie zehn Sekunden in dieser Stellung. Entspannen Sie sich. Das ist die Grundstellung der Beine für alle drei Bewegungen dieser Übung.

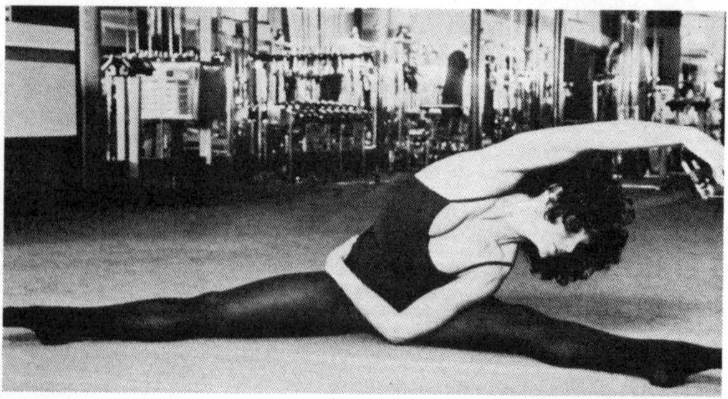

Die erste Bewegung: Beugen Sie sich vor, fassen Sie locker den linken Knöchel und ziehen Sie den Rumpf langsam zum linken Fuß. Machen Sie keine übermäßige Anstrengung, aber gehen Sie so weit, daß Sie die Streckung aller Muskeln auf der rechten Seite spüren. Richten Sie sich auf und bleiben Sie einen Moment in der Ausgangsstellung. Machen Sie die gleiche Bewegung nach rechts und pausieren Sie dabei jedesmal in der mittleren Stellung. Gehen Sie abwechselnd nach der einen und nach der anderen Seite. Beginnen Sie mit 10 Wiederholungen nach jeder Seite und steigern Sie sich dann auf 20.

Die zweite Bewegung: Strecken Sie zunächst die linke Hand über den Bauch und umklammern Sie den rechten Oberschenkel. Nun heben Sie den rechten Arm mit einer fließenden halbkreisförmigen Bewegung über den Kopf; dabei beugen Sie den Rumpf nach links und versuchen den Oberschenkel mit der Schulter zu berühren. Bleiben Sie 10 Sekunden in dieser Stellung. Machen Sie abwechselnd zunächst 10 Wiederholungen nach jeder Seite und steigern Sie sich dann auf 20.

Die dritte Bewegung: Dies ist wahrscheinlich die schwierigste Stufe dieser Drei-Phasen-Streckübung. Heben Sie beide Arme mit einer fließenden Bewegung über den Kopf.

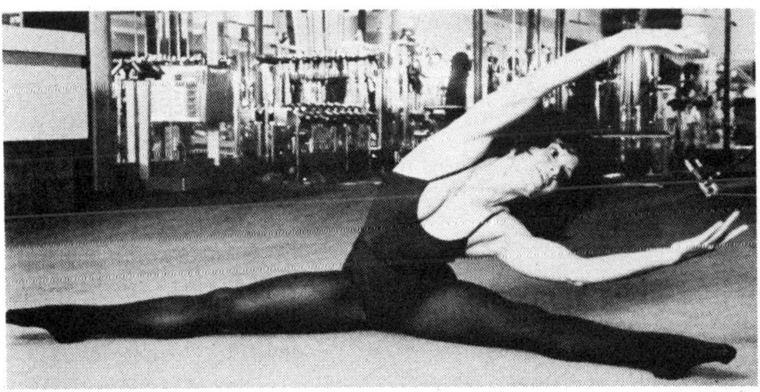

Nun strecken Sie sich so weit wie möglich nach links und bringen dabei den linken Ellbogen so nahe wie möglich an den linken Oberschenkel. Bleiben Sie 10 Sekunden in dieser Stellung. Richten Sie sich langsam auf. Führen Sie die gleiche Bewegung nach rechts aus. Machen Sie abwechselnd zunächst 10 Wiederholungen nach jeder Seite und steigern Sie sich dann auf 20. Strecken Sie die Muskeln überall dort, wo Sie glauben, es nötig zu haben. Experimentieren Sie ein wenig mit dem eigenen Körper und konzentrieren Sie sich auf Regionen, denen die Flexibilität fehlt.

Eine ähnliche gute Streckübung ist die Streckung mit hochliegenden Beinen. Legen Sie das linke Bein auf einen Tisch. Beugen Sie sich vor und führen Sie Kopf und Hände zum Bein, wobei Sie beide Beine gestreckt halten. Wiederholen Sie die Bewegung mit dem rechten Bein auf dem Tisch.

Einfaches Vorbeugen – wobei Sie die Zehen berühren und ein paar Sekunden in dieser Stellung bleiben, während Sie die Knie durchgedrückt halten und dann wieder die Hände hochstrecken – ist ebenfalls eine ausgezeichnete Streckübung.

Serie 1
Einführung in das Widerstandstraining

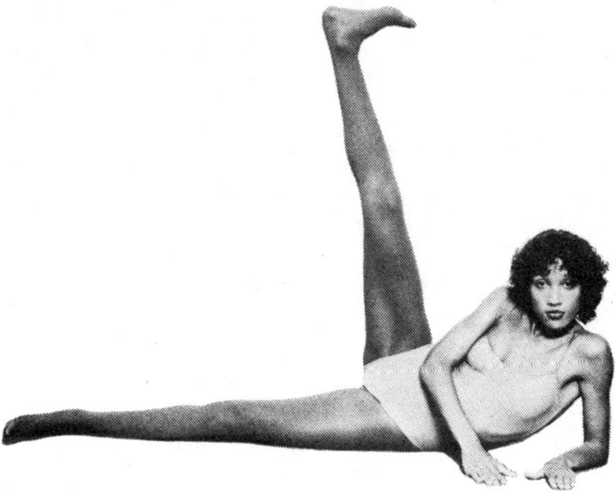

Diese *freihändigen Übungen* sind für das Heimtraining konzipiert. Sie brauchen eine freie Fläche auf dem Fußboden – eine Matte oder ein dicker Teppich machen das Training angenehmer und schützen vor blauen Flecken – einen Stuhl, einen Besenstiel und einen Satz leichte Kurzhanteln (1,5–2,5 Kilo). Ich empfehle Ihnen, wenn möglich, vor einem Spiegel zu trainieren. So können Sie die Kommunikation mit dem eigenen Körper erhalten, die Übungen korrekt ausführen und Ihre Fortschritte erkennen.

Beinheben

Zweck: Straffung und Ausformung der äußeren Oberschenkelmuskeln

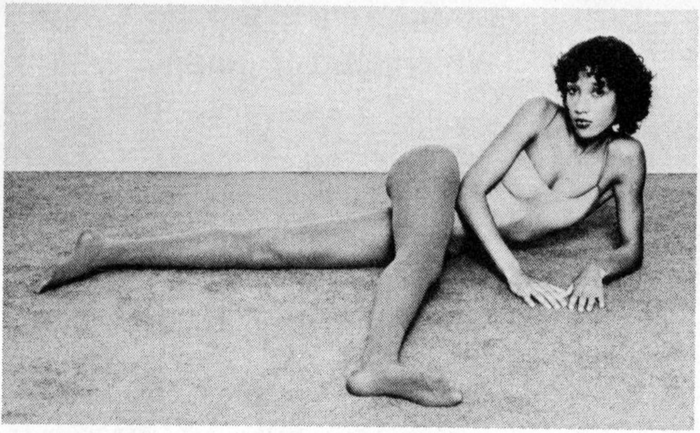

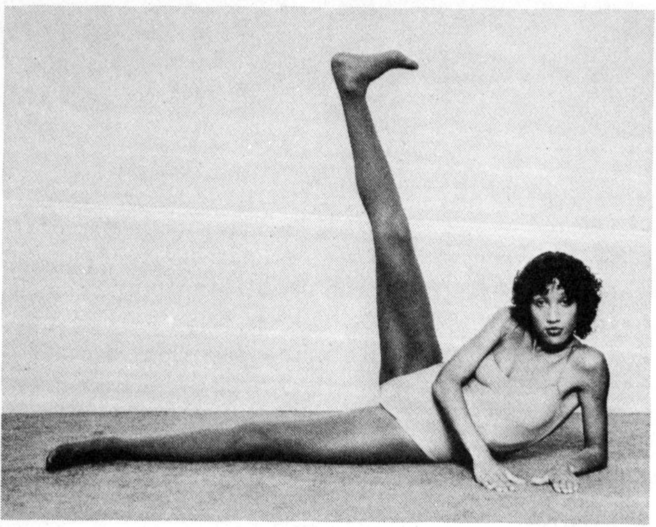

Legen Sie sich auf die linke Seite und halten Sie das linke Bein gestreckt, und das rechte (oder obere) Bein im rechten Winkel zum linken (oder unteren) Bein, das Sie in einer Linie mit dem übrigen Körper halten sollen. Stützen Sie sich mit Ellbogen und Händen fest auf dem Boden ab.
Heben Sie das rechte Bein und lassen Sie es mit einer fließenden Bewegung wieder herab, wobei Sie die rechtwinkelige Stellung beibehalten sollen. Die Hüfte soll ständig angespannt sein, da Sie das Bein mit der Kraft der äußeren Oberschenkelmuskeln bewegen. Beachten Sie: Halten Sie den Fuß parallel zum Boden und vermeiden Sie es, die Zehen zu strecken, denn wenn der Fuß aus der richtigen Stellung gedreht wird, werden die falschen Muskeln trainiert (siehe Abb.).
Drehen Sie sich um und wiederholen Sie die Bewegungsfolge mit dem anderen Bein.

ATMUNG:	Atmen Sie beim Heben des Beins ein und, während Sie es herablassen, wieder aus.
WIEDERHOLUNGEN:	10–15; steigern Sie sich innerhalb von zwei Wochen auf 50.
SÄTZE:	2; ab der vierten Woche 3

Beinschere
Zweck: Straffung und Ausformung der inneren Oberschenkelmuskeln

Legen Sie sich auf die linke Seite und das gestreckte rechte Bein auf eine Bank oder einen Stuhl.
Nun führen Sie den linken Fuß zum rechten, pausieren und lassen ihn dann langsam und fließend wieder herab. So entsteht der Schereneffekt, der die inneren Oberschenkel-

muskeln trainiert. Denken Sie daran, daß Sie nur das linke Bein bewegen dürfen. Drehen Sie sich herum und wiederholen Sie die Bewegung mit dem anderen Bein.

ATMUNG:	Atmen Sie beim Heben des Beines ein und beim Herablassen aus.
WIEDERHOLUNGEN:	10 mit jedem Bein; steigern Sie sich auf 50. Wenn Sie, wie viele Frauen, schwammige innere Oberschenkel haben, steigern Sie die Anzahl der Wiederholungen auf 100.
SÄTZE:	2; ab der vierten Woche 3

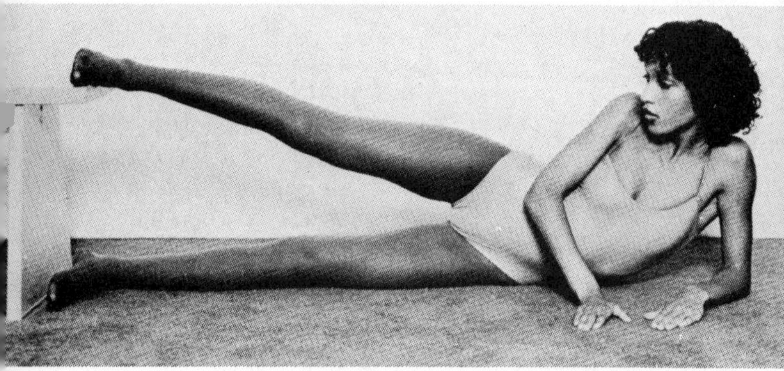

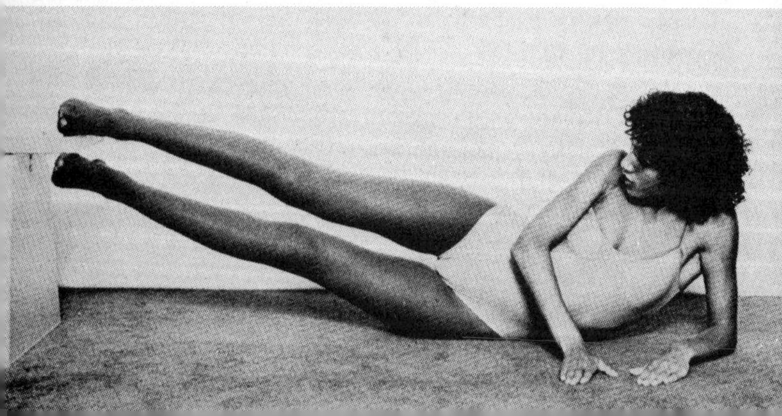

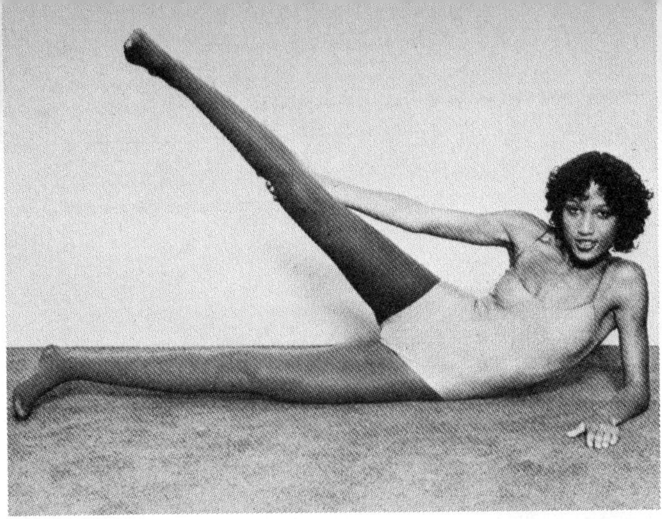

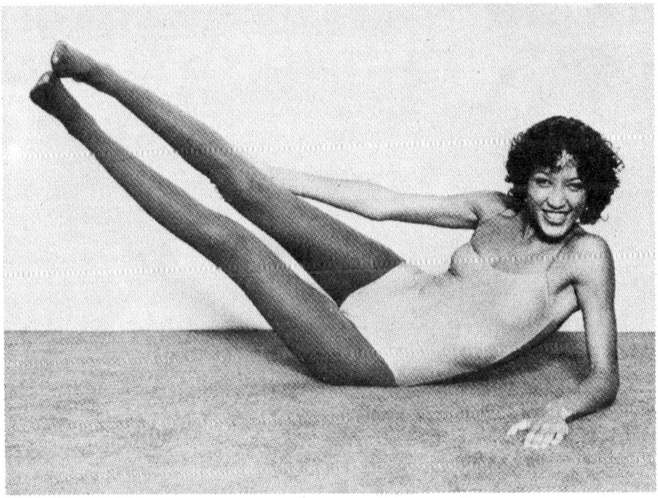

Wenn Sie sich einmal an diese Übung gewöhnt haben, können Sie sie schwieriger gestalten, indem Sie das gehobene Bein mit dem Arm halten, statt es auf eine Bank zu legen.

Beinheben rückwärts
Zweck: Straffung der Gesäßmuskeln

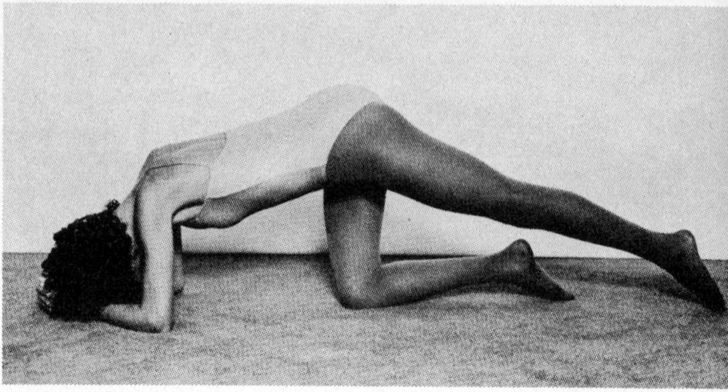

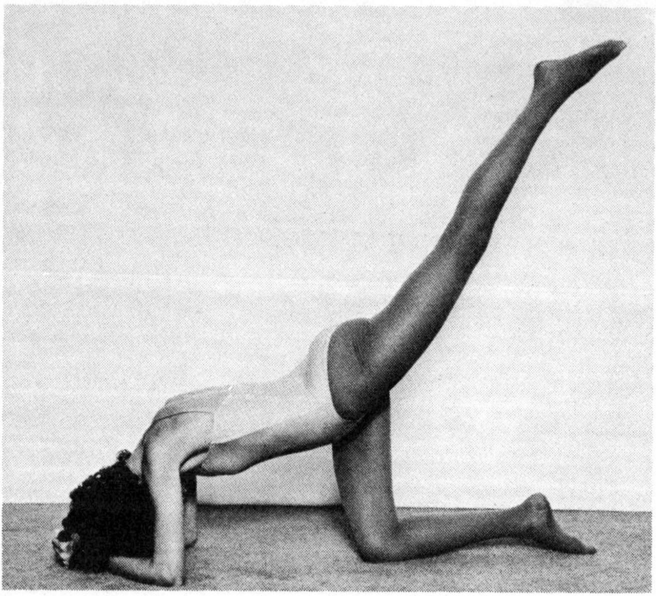

Knien Sie nieder, legen Sie die Ellbogen auf den Boden und verschränken Sie die Finger zu einem ›V‹, in das Sie den Kopf legen. Halten Sie das rechte Knie auf dem Boden und strecken Sie das linke Bein gerade hinter den Körper. Pausieren Sie und bringen Sie das Bein in die Ausgangsstellung zurück. Nun halten Sie das linke Knie auf dem Boden und wiederholen die Streckbewegung mit dem rechten Bein. Heben Sie abwechselnd das linke und dann das rechte Bein.

ATMUNG:	Atmen Sie aus, wenn Sie das Bein heben, und ein, wenn Sie es herablassen.
WIEDERHOLUNGEN:	10–15 für jedes Bein; später 30 oder 40
SÄTZE:	2; ab der vierten Woche 3

Bauchmuskelübung mit hochliegenden Beinen
Zweck: Straffung der Bauchmuskeln und der Taille

Die meisten Bauchmuskelübungen sind auch für die Beine von Nutzen, da sich die Quadrizeps (die vorderen Oberschenkelmuskeln) bis zum Becken erstrecken und dort ihren Ansatz haben. Damit profitieren zwei Körperpartien von dieser Übung – die Bauchmuskeln und die vorderen Oberschenkelmuskeln. Zu Beginn legen Sie sich rücklings auf den Boden und die Waden auf einen Stuhl oder eine Bank. Ballen Sie die Fäuste und strecken Sie die Arme hoch. Bringen Sie mit einer langsamen Bewegung Kopf, Schulter und Arme so weit wie möglich nach vorne. Die Beine dürfen sich dabei nicht bewegen. Setzen Sie auch nicht die Arme ein, um dem Körper Schwung zu geben. Versuchen Sie, die Schultern ohne Unterstützung durch die Arme nach vorne zu heben.

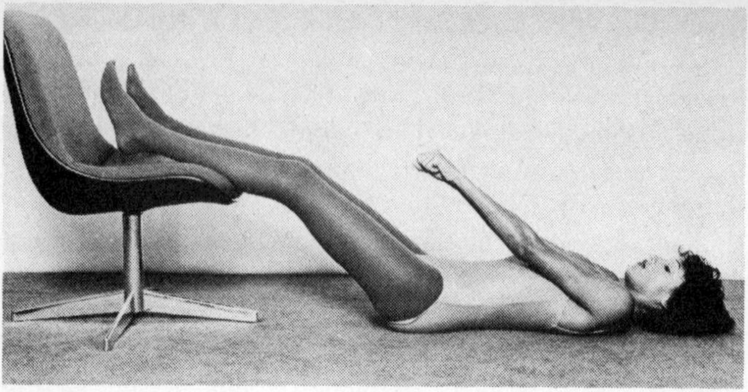

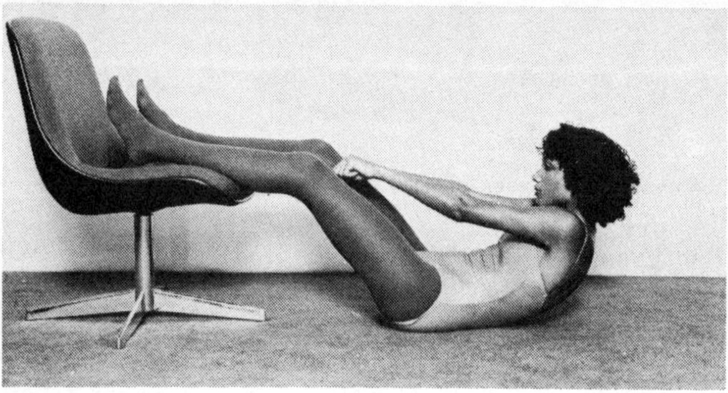

Bei dieser Übung kommt es darauf an, die Muskeln zusammenzupressen und nicht zu strecken. Hier müssen Sie sich nicht viel bewegen. Wenn Sie die Beine heben, trainieren Sie die unteren Bauchmuskeln; mit dem Anheben des Oberkörpers die oberen. Nach einigen Wiederholungen werden Sie das selbst spüren.
Führen Sie die Bewegung langsam aus, und machen Sie so viele Wiederholungen, wie es Ihnen in zwei oder drei Minuten möglich ist.

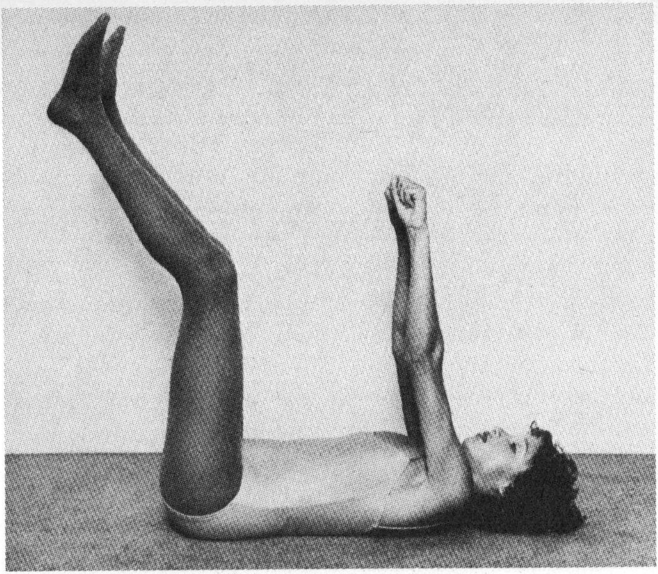

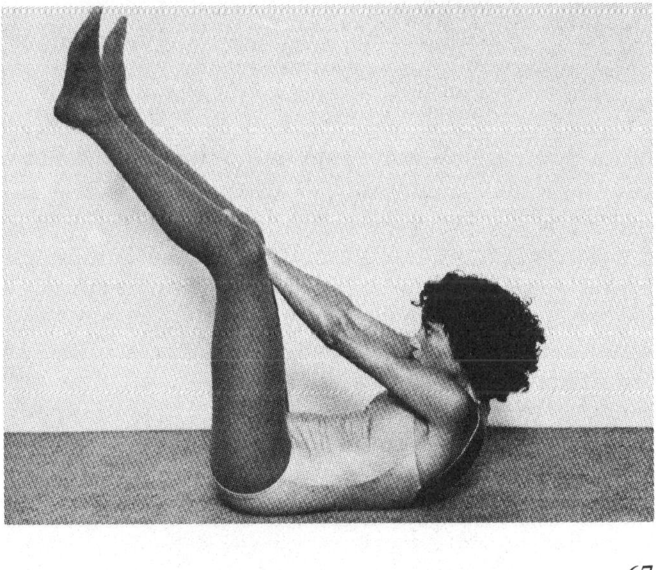

ATMUNG:	Atmen Sie aus, wenn Sie den Oberkörper anheben, und ein, wenn Sie ihn herablassen.
WIEDERHOLUNGEN:	30 – 50
SÄTZE:	2; ab der vierten Woche 3

Wenn Ihnen diese Übung einmal leicht fällt, können Sie zu einer schwierigeren Stellung übergehen. Dann legen Sie die Beine nicht mehr auf einen Stuhl, sondern heben sie frei hoch und halten die leicht gebeugten Knie in einem Abstand von etwa 30–35 cm. Versuchen Sie sich vorzustellen, Ihre Zehen seien mit einer Schnur an der Zimmerdecke befestigt und Sie wollen die Schnur nicht abreißen. Heben Sie langsam die Schultern und führen Sie die Hände so weit, wie möglich, zwischen die Knie. Machen Sie in drei Minuten so viele Wiederholungen, wie möglich.

Trimmen der Taille

Zweck: Straffung der Muskeln in der seitlichen Taillenpartie

Diese Übung wird in zwei Phasen ausgeführt. Sie ist bestimmt, die Obliquusmuskeln in der seitlichen Taillenregion zu trainieren. Sie hat einen angenehmen, fließenden Rhythmus, und wenn Sie die Bewegungen einmal beherrschen, wird Ihnen die Ausführung viel Freude machen. Stehen Sie aufrecht mit einem Fußabstand von 90 cm. Legen Sie die linke Hand auf den Oberschenkel und heben Sie den rechten Arm. Nun beugen Sie sich nach links, bis die linke Hand herabgleitet und die Wade berührt. Bleiben Sie 10 Sekunden in dieser Extremstellung.

Beugen Sie sich nach rechts, heben Sie den linken Arm hoch und führen Sie die rechte Hand herunter zur Wade. Bleiben Sie 10 Sekunden in dieser Stellung. Jedesmal, wenn Sie von einer Seite zur anderen gehen, fassen Sie die Wade mit

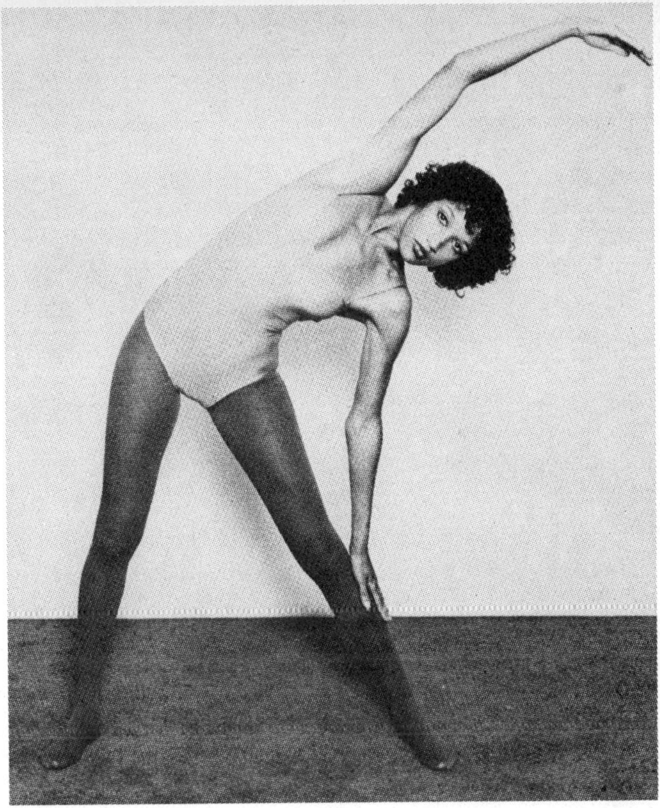

lockerem Griff. Versuchen Sie, sich während der Ausführung nicht vorzubeugen; so werden die Obliquusmuskeln optimal trainiert. Bleiben Sie so lange wie möglich in der Extremstellung.

ATMUNG:	Atmen Sie aus, während Sie sich seitlich herabbeugen.
WIEDERHOLUNGEN:	25 nach jeder Seite
SÄTZE:	2; ab der vierten Woche 3

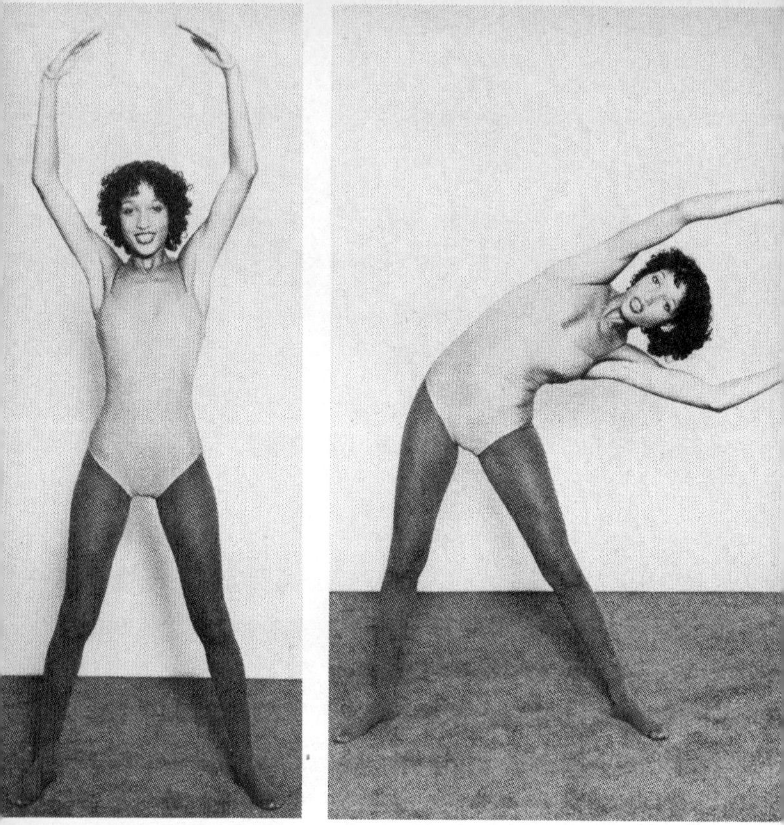

Mit dieser schwierigeren Übung sollten Sie beginnen, sobald Sie die andere mühelos ausführen können. Heben Sie beide Arme mit einer sehr anmutigen, fast tänzerischen Bewegung. Gehen Sie von einer Seite zur anderen und beugen Sie sich dabei so weit, wie möglich, herab.

Trizeps-Liegestütz
Zweck: Straffung der hinteren Oberarmmuskeln

Bei Frauen jeden Alters sind die Trizeps, die hinteren Muskeln am Oberarm, eine der schwächsten Körperpartien. Wenn eine Frau nicht viel drücken und ziehen muß, werden die Trizeps nur selten eingesetzt. So kommt es zu erschlafften Muskeln und Fettpolstern außen an den Armen. Diese

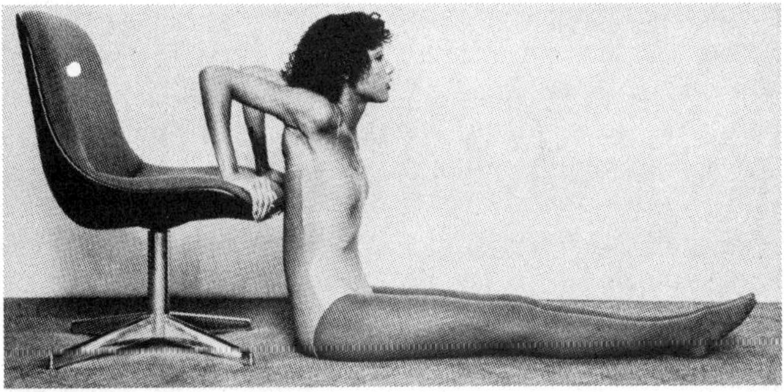

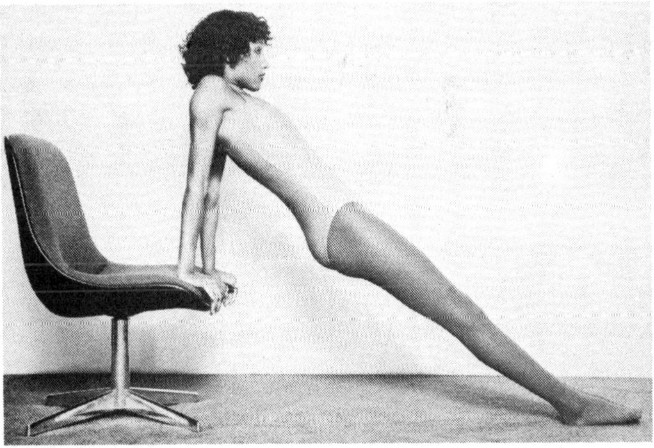

Übung korrigiert dieses Problem, da sie das Fett abbaut und die Muskeln strafft.
Diese Übung trainiert gezielt die Trizeps. Sie bringt die Schultern in eine Stellung, die bewirkt, daß beide Enden der Trizeps trainiert werden und dazu die vorderen Deltoidmuskeln. So bekommen Sie straffere Schultern.
Zum Abstützen können Sie einen Stuhl nehmen, oder auch eine Bank, einen Hocker, einen niedrigen Tisch oder ein festes Sitzkissen. Wählen Sie etwas, wovon Sie glauben, daß es die richtige Höhe für Ihre Körpergröße hat (das wird sich wahrscheinlich ändern, wenn Sie flexibler werden). Setzen Sie sich mit nach vorn ausgestreckten Beinen auf den Boden, so daß Sie die Unterlage fast mit dem Rücken berühren. Heben Sie die Hände nach hinten an und fassen Sie die Unterlage, so, daß die Finger nach vorne gerichtet sind.
Drücken Sie den Körper hoch, bis die Arme gestreckt sind und die Ellbogen durchgedrückt. Nun lassen Sie den Körper langsam wieder zum Boden herab. Der negative Widerstand kann fast so wirkungsvoll sein, wie die Aufwärtsbewegung. Wenn Sie einige Praxis in dieser Übung haben und Ihr Körper flexibler geworden ist, können Sie eine höhere Unterlage wählen und so die Belastung steigern.
Wenn Sie die Bewegung von einem Stuhl aus nicht ausführen können, machen Sie Trizeps-Liegestütze vom Boden (siehe unten).

ATMUNG:	Atmen Sie aus, wenn Sie den Körper hochdrücken, und ein, wenn Sie ihn herablassen.
WIEDERHOLUNGEN:	10; später auf 25 steigern
SÄTZE:	2; ab der vierten Woche 3

Legen Sie sich mit nach hinten abgewinkelten Ellbogen auf den Boden, so daß die Finger nach vorne zeigen. Heben

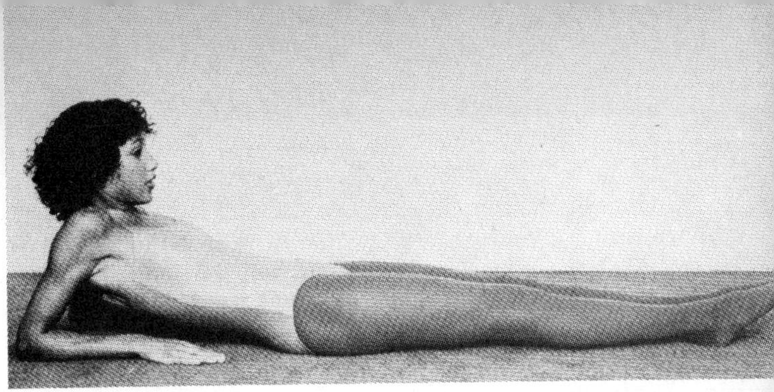

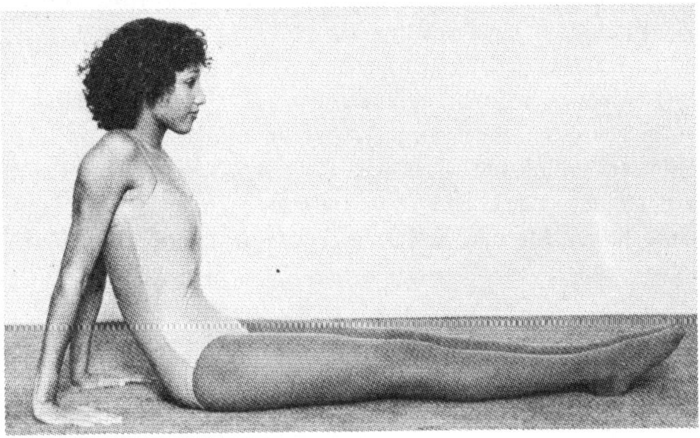

Sie den Körper an, bis die Arme gestreckt sind. Bleiben Sie in dieser Stellung, und lassen Sie dann den Körper langsam wieder auf den Boden herab. Bewegen Sie während dieser Übung nur die Arme und den Rumpf. Sobald Ihnen diese Übung leichter fällt, gehen Sie zu der oben beschriebenen über.

ATMUNG:	Atmen Sie aus, wenn Sie den Körper hochdrücken und ein, wenn Sie ihn herablassen.
WIEDERHOLUNGEN:	10; später auf 20 steigern
SÄTZE:	2; ab der vierten Woche 3

Liegestütz von den Knien
Zweck: Straffung und Vergrößerung der Büste

Am besten erhalten Sie sich eine straffe Büste, wenn Sie die Brustmuskeln entwickeln, die den Brustkorb umhüllen und das Brustgewebe tragen. Liegestütze sind sehr produktiv, um diese Muskeln wirklich zu trainieren.
Ich möchte hier darauf hinweisen, daß Sie mit der Entwicklung der Brustmuskeln wahrscheinlich das Aussehen der Büste verbessern oder sogar die Oberweite um ein paar Zentimeter vergrößern können, aber die Größe der Büste können Sie kaum beeinflussen.
Legen Sie sich in Bauchlage flach auf den Boden und die Hände mit schulterweitem Abstand auf den Boden. Die Unterschenkel sind angewinkelt. Heben Sie den Körper mit den Armen. Pausieren Sie, sobald die Arme gestreckt sind; dann lassen Sie den Körper wieder so weit herab, daß die Brust gerade den Boden berührt.

Atmung:	Atmen Sie aus, während Sie den Körper anheben, und ein, wenn Sie ihn herablassen.
Wiederholungen:	10
Sätze:	2; ab der vierten Woche 3

Wenn Sie keine Liegestütze von den Knien aus machen können, beginnen Sie mit dem Liegestütz vom Becken aus. Damit trainieren Sie nicht nur die Brustmuskeln, sondern auch Rücken und Trizeps. Anmerkung: Wenn Sie mit Liegestütz vom Becken aus beginnen müssen, versuchen Sie nach einer Woche zu Liegestütz von den Knien aus.
Legen Sie sich in Bauchlage auf den Boden und halten Sie die gestreckten Beine zusammen. Die Stellung der Hände ist die gleiche, wie beim Liegestütz von den Knien aus. Drücken Sie den Rumpf mit den Armen hoch.

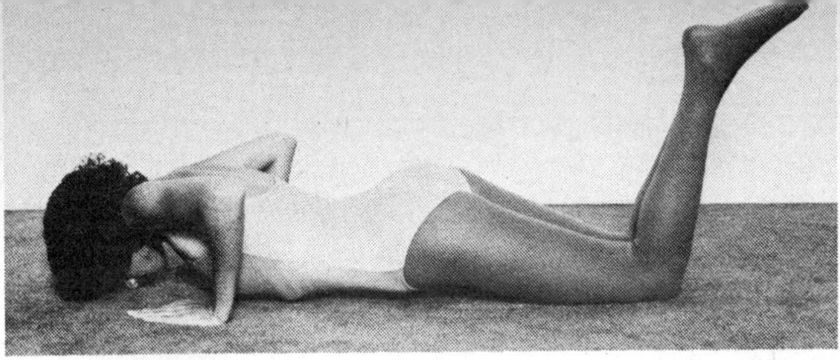
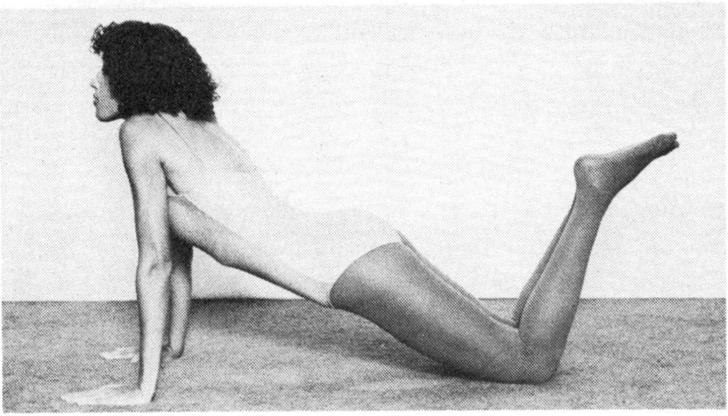
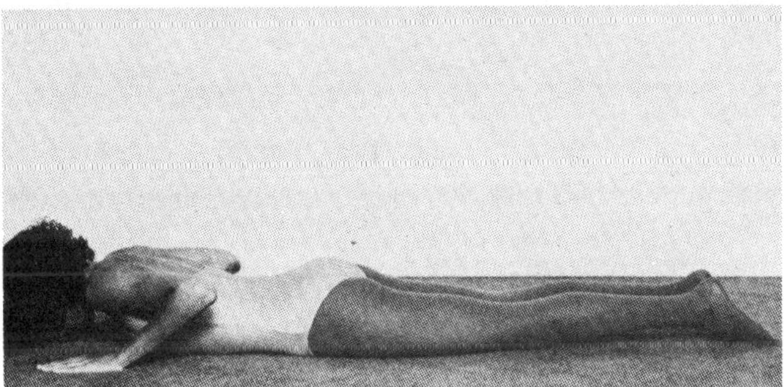
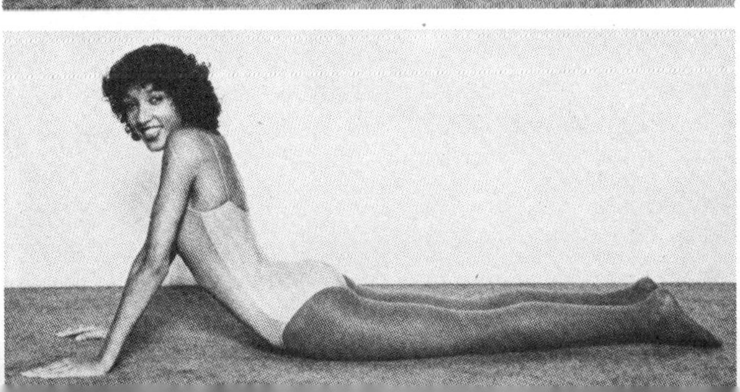

Anmerkung: Gleichgültig, wie Sie diese Übung ausführen – von den Knien oder vom Becken aus – oder wie viele Wiederholungen Sie schaffen. Am wichtigsten ist, daß Sie die Bewegung korrekt ausführen. Das heißt, Sie dürfen den Körper nur mit der Kraft der Arme hochdrücken. Eine gute, richtig ausgeführte Wiederholung bringt mehr als 10 unkorrekte. Und wenn Sie einmal eine richtige Wiederholung zustande bringen, dann weiß ich, daß Sie die Anzahl der Wiederholungen nach und nach steigern können.

Wadenheben

Zweck: Straffung, Ausformung oder Entwicklung der Waden

Wenn eine Frau schöne Beine haben will, dann braucht sie schöne, wohlgeformte Waden. Und die beste Übung, um die Waden zu entwickeln oder zu erhalten, ist Wadenheben. Stellen Sie sich auf ein dickes Buch oder einen Holzblock und stützen Sie den Körper auf einer Stuhllehne ab. Die Fersen sollen dabei auf dem Boden und die Zehen auf dem Buch sein.

Beginnen Sie mit dem linken Bein, indem Sie die Ferse so weit wie möglich vom Boden abheben, bis Sie voll auf den Zehenspitzen stehen. Lassen Sie die Ferse wieder auf den Boden herab. Während Sie den Körper mit dem linken Bein heben und senken, sollten Sie das rechte Bein im Knie gebeugt und entspannt halten.

ATMUNG:	Atmen Sie ein, während Sie sich auf den Zehen erheben, und aus, wenn Sie den Körper herablassen.
WIEDERHOLUNGEN:	10–15 für jedes Bein, nach zwei Wochen 30
SÄTZE:	2

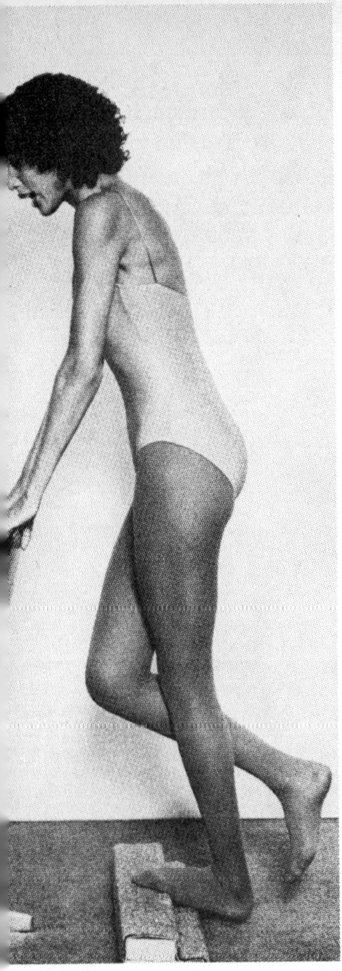
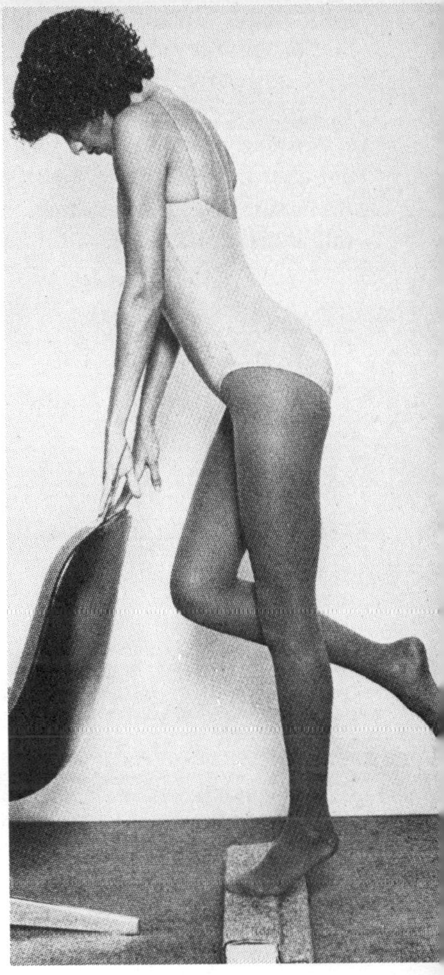

Klimmzüge zwischen zwei Stühlen
Zweck: Straffung der Rücken- und Schultermuskeln

Stellen Sie zwei Stühle mit einander zugewandten Lehnen im Abstand von etwa 1,20 m auf und legen Sie einen Besenstiel über die Lehnen. Legen Sie sich flach auf den Boden und fassen Sie den Besenstiel mit weitem Untergriff.
Halten Sie den Körper völlig gestreckt und ziehen Sie sich nur mit der Kraft der Arme hoch. Bewegen Sie die Fersen nicht, während Sie sich hochziehen.

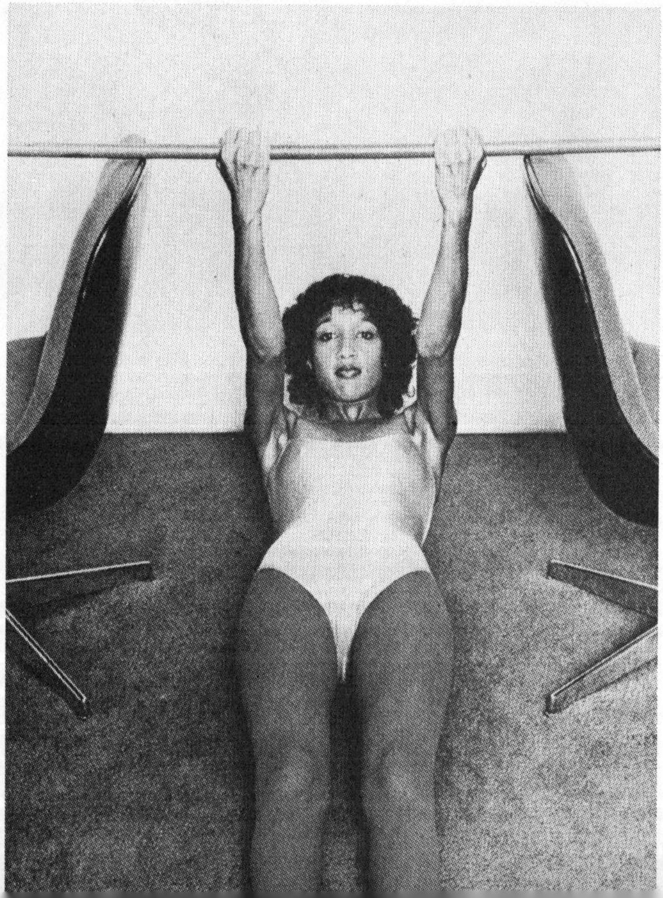

Wie beim Liegestütz von den Knien, kommt es auch hier auf die korrekte Ausführung an; d.h. Sie dürfen nur die Arme bewegen. Machen Sie zu Anfang so viele Wiederholungen, wie möglich, selbst, wenn es nur eine ist.

ATMUNG:	Atmen Sie aus, wenn Sie den Körper hochziehen, und ein, wenn Sie ihn herablassen.
WIEDERHOLUNGEN:	10
SÄTZE:	3; ab der vierten Woche 4

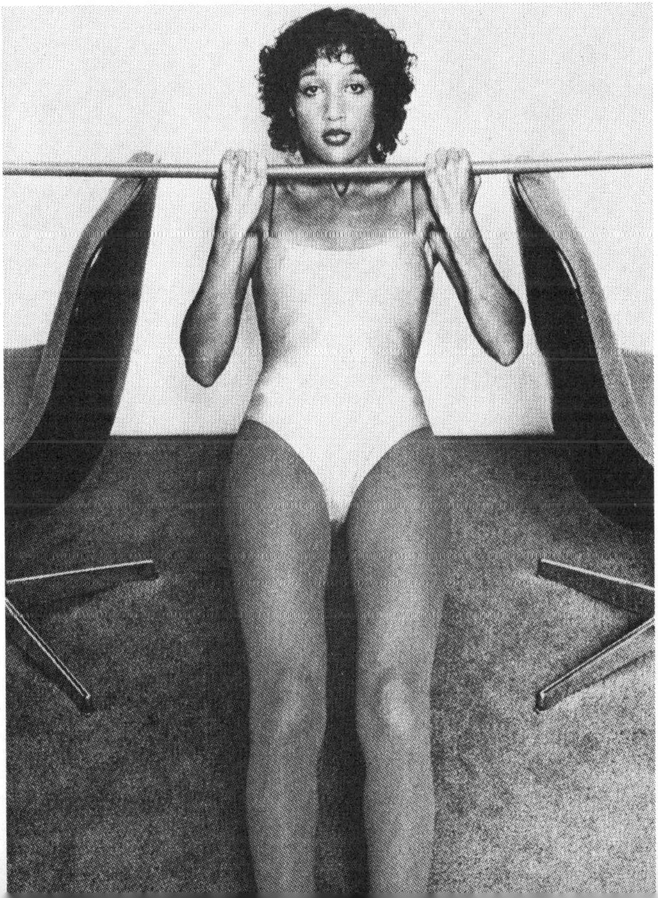

Drehbewegung mit einem Besenstiel

Zweck: Schlankere Taille

Stehen Sie aufrecht mit gespreizten Beinen und halten Sie den Rücken gerade. Fassen Sie mit beiden Händen einen Besenstiel mit weitem Griff. Beugen Sie den Oberkörper

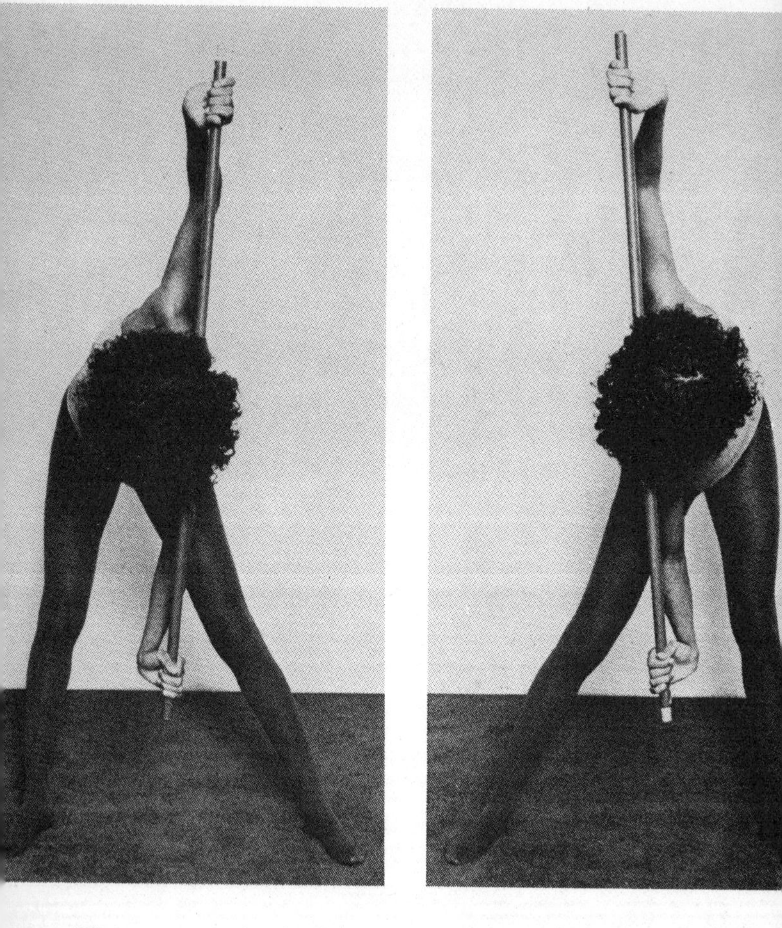

im rechten Winkel nach vorne und drehen Sie den Körper in einer halbkreisförmigen Bewegung. In der Extremstellung sollte der Besenstiel zum Boden zeigen. Anmerkung: Bei dieser Übung kommt es auf die vollständige Ausführung der Bewegung an.
Machen Sie die Bewegung abwechselnd nach links und nach rechts.

ATMUNG:	Rhythmisch. Atmen Sie bei der einen vollen Drehung voll ein, bei der folgenden voll aus.
WIEDERHOLUNGEN:	10 nach jeder Seite; steigern Sie sich langsam auf 30 nach jeder Seite.
SÄTZE:	2

Seitheben

Zweck: Straffung und Ausformung der Schultern

Fassen Sie mit jeder Hand eine Kurzhantel, so daß die Handflächen an den Oberschenkel zeigen. Heben Sie die Hanteln langsam seitlich so weit wie möglich nach oben. Pausieren Sie und lassen die Hanteln langsam in die Ausgangsstellung zurückgehen. Drehen Sie die Arme nicht (auf

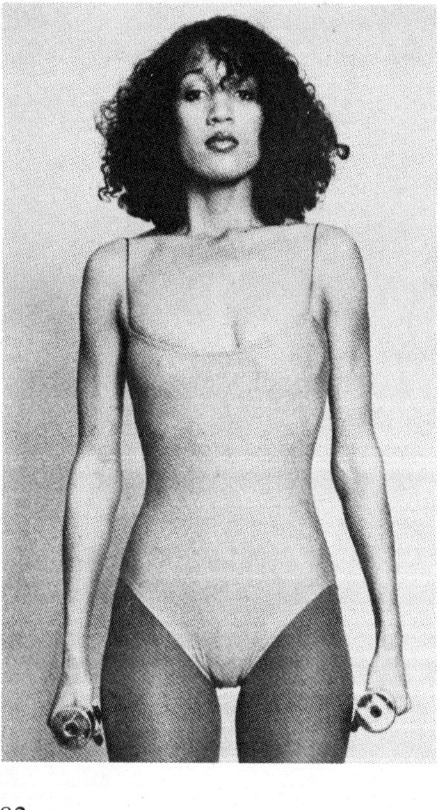

dem Scheitelpunkt der Bewegung sollen die Handflächen dem Fußboden zugewandt sein).

ATMUNG:	Atmen Sie aus, wenn Sie die Gewichte heben, und ein, wenn Sie sie herablassen.
GEWICHT:	1,5 – 2,5 Kilo
WIEDERHOLUNGEN:	10
SÄTZE:	2; ab der vierten Woche 3

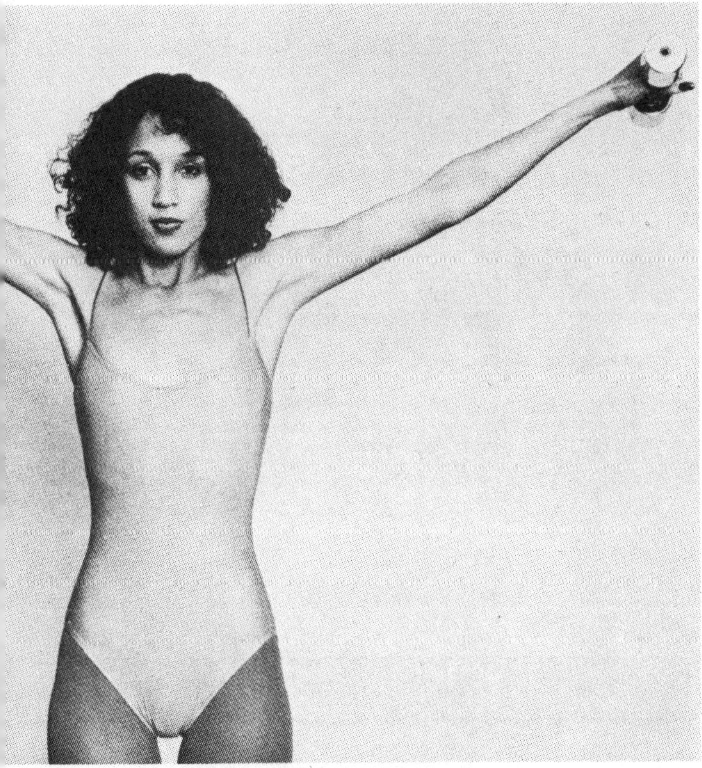

Kurzhantel-Curls
Zweck: Straffung und Kräftigung der Bizeps

Stehen Sie aufrecht und halten Sie mit nach vorne gerichteten Handflächen eine Kurzhantel in jeder Hand. Halten Sie die Oberarme eng am Körper und heben Sie die Gewichte, wobei Sie jedoch nur die Unterarme bewegen dürfen. Auf dem Scheitelpunkt der Bewegung sollen die Gewichte oben fast die Brust berühren. Lassen Sie die Gewichte langsam wieder zu den Oberschenkeln herab.

ATMUNG:	Atmen Sie aus, wenn Sie die Gewichte heben, und ein, wenn Sie sie herablassen.
GEWICHT:	1,5 – 2,5 Kilo
WIEDERHOLUNGEN:	10
SÄTZE:	2; ab der vierten Woche 3

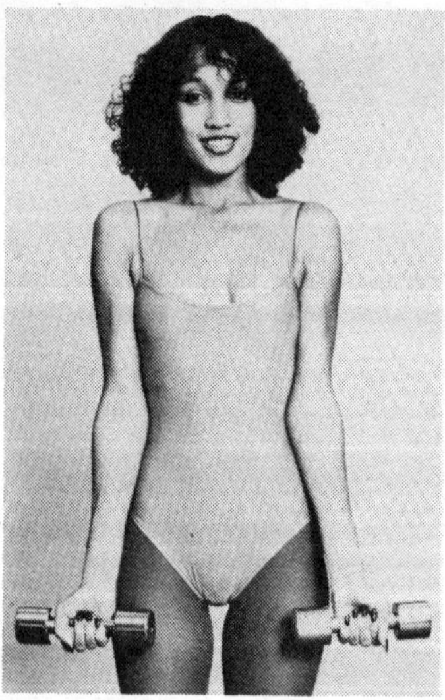

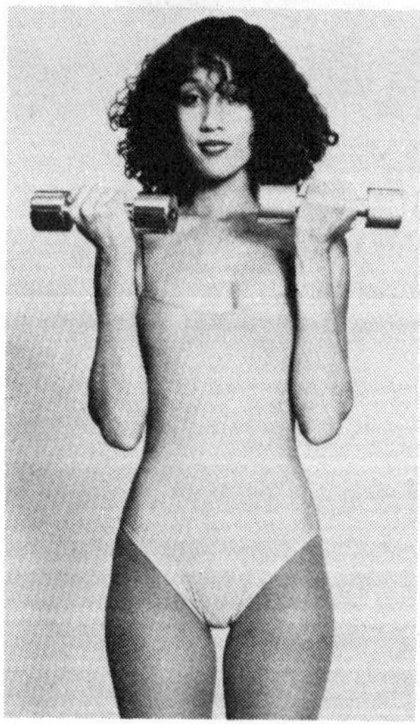

Serie 2
Training im Studio

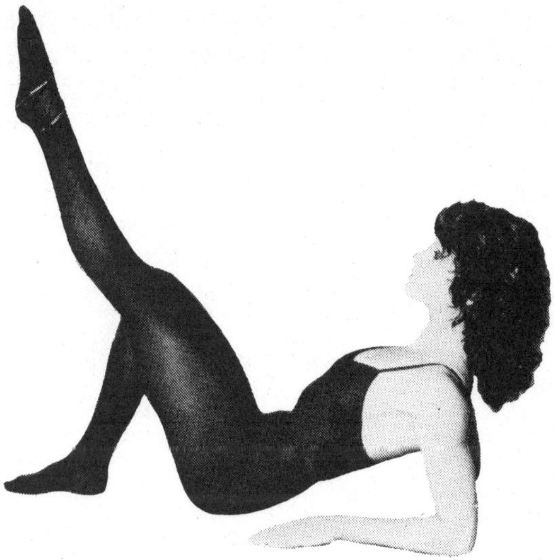

Gute Studios bieten Ihnen die geeigneten Geräte, um den Körper möglichst wirkungsvoll zu trainieren. Wenn Sie in ein Studio gehen, dann gehen Sie zum Fachmann. Bei den meisten Geräten werden Gewichte eingesetzt, um den Widerstand zu liefern, und meist sind sie für eine bestimmte Muskelgruppe konstruiert. Maschinen haben den großen Vorteil, daß Sie sich voll auf das Muskeltraining konzentrieren können, ohne gleichzeitig auf die richtige Haltung des Gewichts achten zu müssen. So wird der Muskel isoliert und die Wirksamkeit des Trainings optimiert.

Es gibt eine Menge guter Gründe, einem bestimmten Studio gegenüber einem anderen den Vorzug zu geben. Dazu gehört natürlich auch die Lage. Es sollte günstig gelegen sein. Es sollte auch fortschrittlich sein – im Aussehen wie auch im Verhalten derer, die es betreiben. Ich habe keine Übungen empfohlen, für die Sie ausgefallene oder spezielle Maschinen benötigen; das vor allem deshalb, weil ich einfache Grundübungen für besonders wirksam halte. Trotzdem sollte die Ausstattung Ihres Studios auf dem neuesten Stand sein und so vollständig, daß sie allen Ihren Bedürfnissen gerecht wird. Die Übungsräume sollen gut beleuchtet und gut belüftet sein und so groß, daß Sie trainieren können, ohne sich beengt zu fühlen. Duschen und Umkleideräume sollen sauber und geräumig sein. Vor allem aber: wenn Sie hinkommen, sollen Sie sich wohl fühlen – also energiegeladen und voll Enthusiasmus.

Versuchen Sie zusammen mit einer Freundin zu trainieren. Partnerschaft ist wichtig, vor allem wenn Sie zu den Menschen gehören, die angefeuert und herausgefordert werden müssen. Freunde sollen Sie beobachten und konstruktive Kritik ebenso äußern wie aufmunternde Worte. Wenn Sie sich gegenseitig beobachten, können Sie die eigenen Fehler leichter erkennen und korrigieren. Zu einem vollkommenen Erfolg kann Ihnen jedoch nur die eigene innere Einstellung verhelfen.

Kabelziehen für die äußeren Oberschenkelmuskeln

Zweck: Straffung der äußeren Oberschenkelmuskeln

Diese Übung ist vor allem für die äußeren Oberschenkelmuskeln bestimmt, wo viele Frauen Fett ansetzen und oft die sogenannten ›Satteltaschen‹ entwickeln.

Hier verwenden Sie die oberen Kabel einer Zugmaschine und legen ein Gewicht von fünf Kilo auf. Legen Sie sich auf

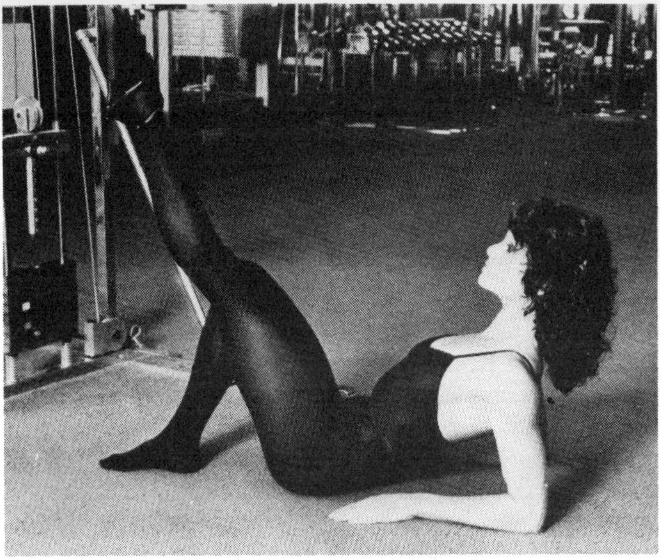

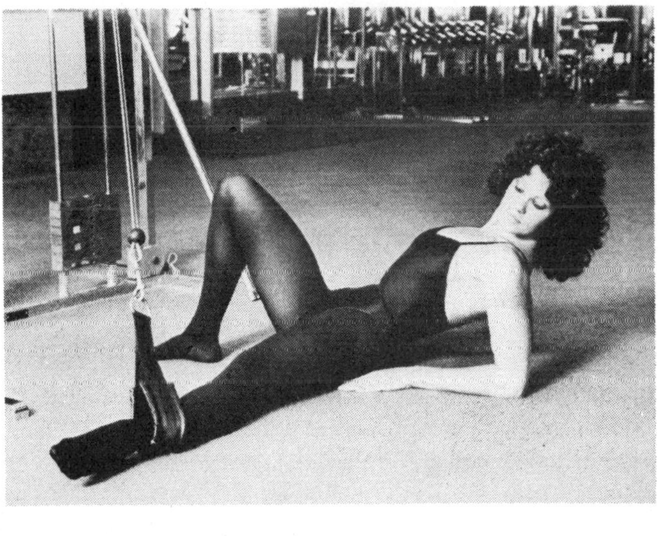

den Boden und stützen Sie den Körper auf den Ellbogen ab. Legen Sie den Körper im rechten Winkel zum Gerät und den Fußriemen um den linken Knöchel. Halten Sie zu Beginn das linke Bein gerade nach oben und drücken Sie es nach außen, bis die Zehen vom Gerät abgewandt sind. Beugen Sie nicht die Beine und bewegen Sie das Becken nicht. Wenn Sie den Halt verlieren, stützen Sie sich besser ab.
Bewegen Sie das Bein so schnell Sie können, ohne die Kontrolle über das Gerät zu verlieren. Das Tempo ist wichtig, aber wenn Sie das Bein zu schnell bewegen, kann die Spannung des Kabels nachlassen. Dann werden die Bewegungen unregelmäßig und ihre Wirksamkeit geringer. Am besten, Sie finden einen Rhythmus, der fließend ist, aber doch die Muskeln fordert. Machen Sie viele Wiederholungen, um wirklich Fett abzubauen. Steigern Sie die Anzahl der Wiederholungen, soweit Sie können, ohne den fließenden Rhythmus zu verlieren.

ATMUNG:	Atmen Sie ein, wenn Sie das Bein ganz nach außen führen, und aus, wenn Sie es zurückbringen.
GEWICHT:	5 Kilo
WIEDERHOLUNGEN:	40 mit jedem Bein
SÄTZE:	2, ab der dritten Woche 3

Kabelziehen für die inneren Oberschenkelmuskeln
Zweck: Straffung und Glättung der inneren Oberschenkelmuskeln

Legen Sie sich mit dem Kopf zur Zugmaschine auf den Boden. Stützen Sie den Körper auf Händen und Ellbogen ab. Befestigen Sie den Fußriemen des oberen Kabels am rechten Fußknöchel. Nun halten Sie das rechte Bein leicht

gebeugt auf dem Boden, strecken das linke und ziehen es herab. Versuchen Sie, einen möglichst großen Bewegungsradius zu erreichen. Während Sie das Bein heben, werden Sie fühlen, wie die Muskeln gestreckt werden.
Bei dieser Übung müssen Sie darauf achten, daß das Knie

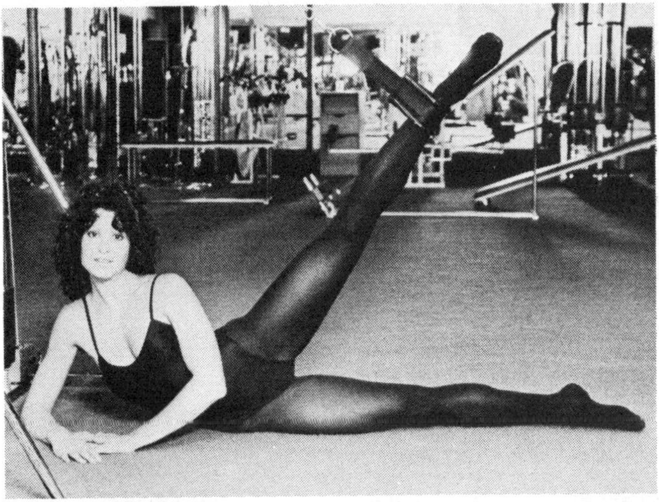

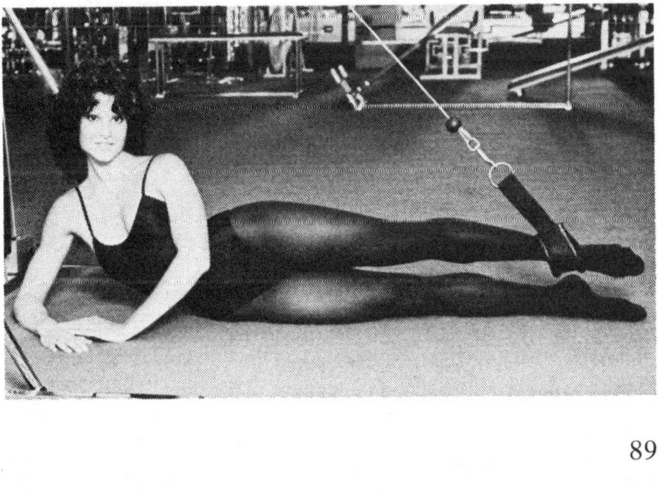

gerade nach vorn gerichtet ist. Wenn Sie das Knie drehen, trainieren Sie die rückwärtigen und nicht die inneren Oberschenkelmuskeln.

ATMUNG:	Atmen Sie aus, wenn Sie das Bein heben und ein, wenn Sie es herabführen.
GEWICHT:	Fünf Kilo; steigern Sie nach Bedarf.
WIEDERHOLUNGEN:	20 für jedes Bein; steigern Sie sich auf 40. Achtung: Wenn Sie die Beinmuskeln entwickeln müssen, machen Sie weniger Wiederholungen mit schwererem Gewicht.
SÄTZE:	2, ab der dritten Woche 3

Beinpressen an der Maschine
Zweck: Straffung oder Auffüllen der Gesäßpartie

Setzen Sie sich auf die Beinmaschine, halten Sie den Fußabstand auf den Pedalen eng und die Knie gebeugt.
Drücken Sie mit einer fließenden, rhythmischen Bewegung die Pedale, bis die Beine gestreckt sind (siehe Abbildungen). Dann gehen Sie langsam in die gebeugte Stellung zurück. Sie trainieren zwei Muskelgruppen: vor allem die Gesäßmuskeln; in zweiter Linie auch die vorderen Oberschenkelmuskeln über den Knien. Beide Muskelgruppen kontrahieren, um den Widerstand des Gewichts zu überwinden. Wenn Sie an Gesäß und Oberschenkeln Fett abbauen wollen, machen Sie die Übung mit einem leichten Gewicht und vielen Wiederholungen.
Wenn Sie zu dünne Oberschenkel oder die Gesäßpartie auffüllen wollen, machen Sie weniger Wiederholungen mit schwererem Gewicht.

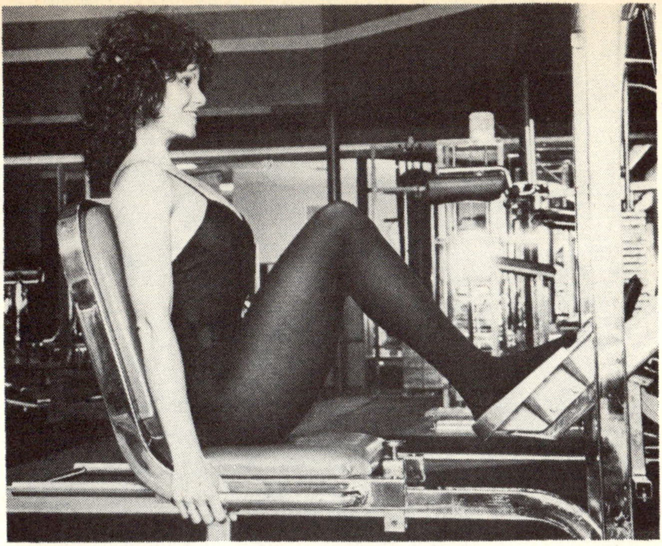

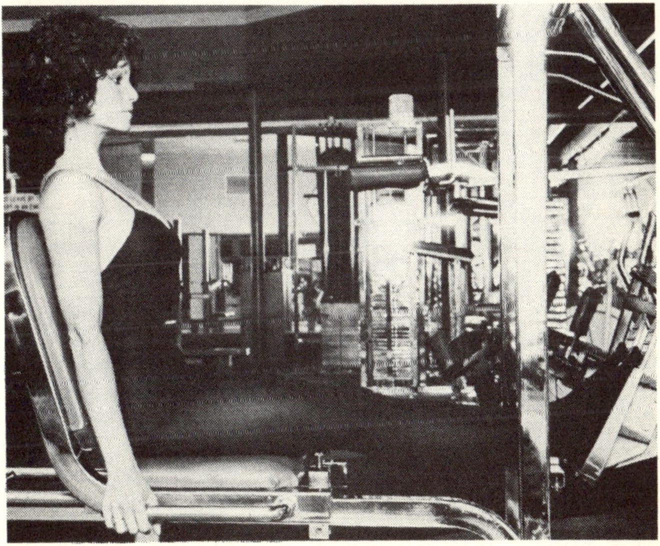

ATMUNG:	Atmen Sie aus, wenn Sie drücken, und atmen Sie ein, wenn Sie mit den Beinen wieder in die Ausgangsstellung zurückgehen.
GEWICHT:	5 – 10 Kilo
WIEDERHOLUNGEN:	20; steigern Sie sich allmählich auf 50.
SÄTZE:	2

Beinstrecken

Zweck: Straffung und Erhaltung der vorderen Oberschenkelmuskeln, vor allem im unteren Bereich

Setzen Sie sich so auf eine Beinstreckmaschine, daß die Knie gerade über den Rand der Bank herabhängen. Verankern Sie die Füße unter der Stange und halten Sie sich leicht seitlich an der Bank fest, während Sie sich aufrichten.

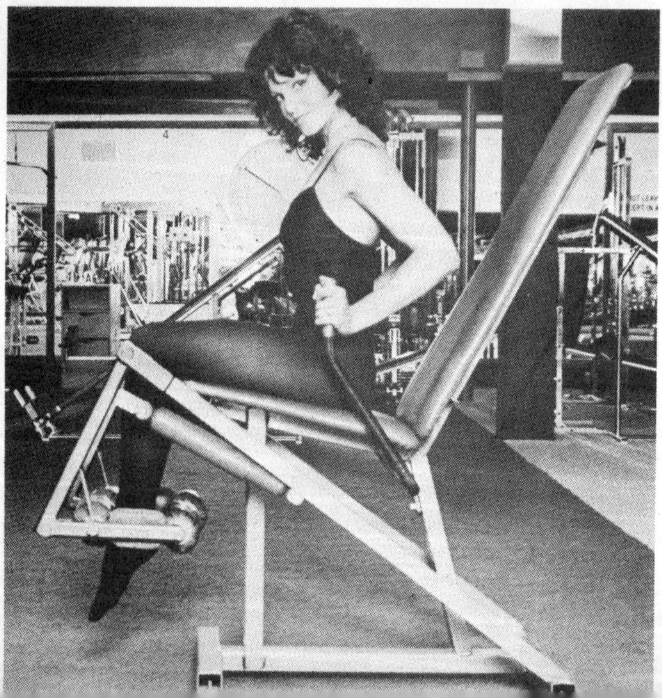

Halten Sie dabei den Rücken gerade.
Drücken Sie die Stange mit einer fließenden Bewegung nach oben, bis die Beine gestreckt sind. Bleiben Sie einige Sekunden in dieser Stellung und lassen Sie dann die Beine ebenso langsam wieder herab, so daß die Muskeln den Widerstand überwinden müssen, und lassen Sie die Stange wieder herab.
Für die Straffung der vorderen Oberschenkelmuskeln gibt es keine bessere Übung.

ATMUNG:	Atmen Sie aus, wenn Sie das Gewicht heben, und ein, wenn Sie es herablassen.
GEWICHT:	10 Kilo
WIEDERHOLUNGEN:	12
SÄTZE:	2; ab der dritten Woche 3

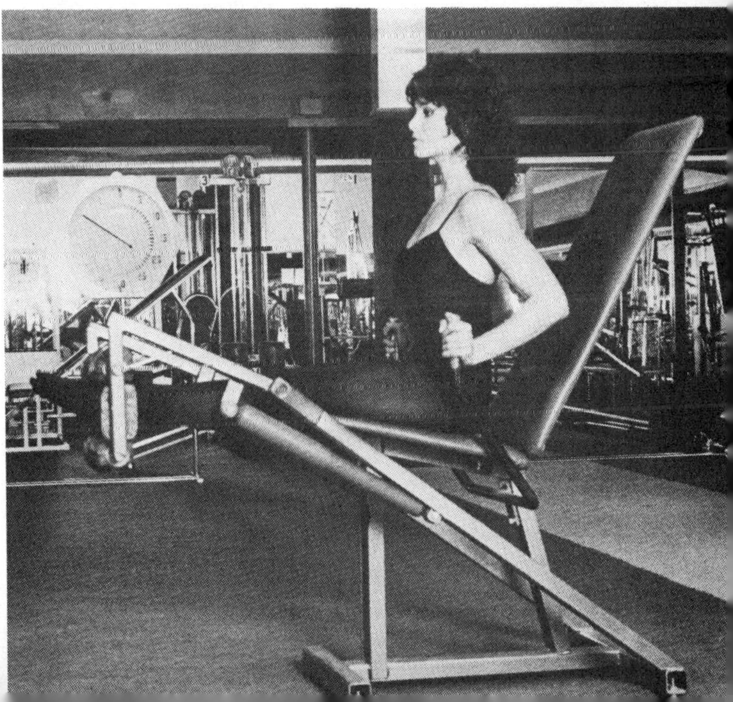

Wadenheben an der Maschine

Zweck: Entwicklung und Erhaltung der Waden

Viele Frauen wollen Ihren Wadenumfang vergrößern, um dem Körper ein symmetrischeres Aussehen zu geben. Das erreichen Sie am einfachsten an einer Multipress-Maschine; wenn die jedoch in Ihrem Studio fehlt, können Sie die Übung auch ausführen, indem Sie sich mit einer Langhantel

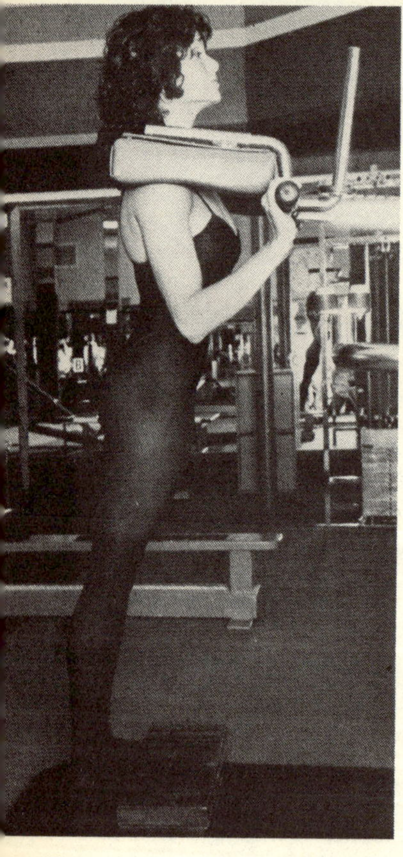

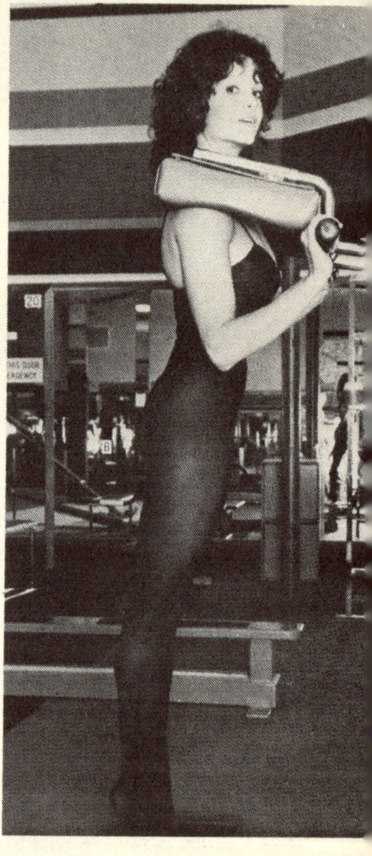

auf den Schultern auf einen 5 cm hohen Holzblock stellen. Die Zehen sollen erhöht auf einem Holzblock stehen, so daß Sie eine volle Streckung erreichen, wenn die Fersen ganz vom Boden abgehoben sind.
Halten Sie das Gewicht auf den Schultern und heben Sie die Fersen so hoch wie möglich. Dann lassen Sie sie auf den Boden herab. Diese vollständige Bewegung kontrahiert die Wadenmuskeln und gibt ihnen eine runde, ausgeprägte Form.

ATMUNG:	Atmen Sie aus, während Sie sich auf den Zehen aufrichten, und ein, wenn Sie wieder heruntergehen.
GEWICHT:	25 Kilo
WIEDERHOLUNGEN:	10
SÄTZE:	5

Bankdrücken
Zweck: Straffung und Kräftigung der Brustmuskeln

Gut entwickelte Brustmuskeln können selbst einer Frau mit kleinen Brüsten eine schön geteilte Büste geben. Sie halten den Busen unabhängig von seiner Größe aufrecht und geben ihm ein schöneres Aussehen, da Sie den Brustkorb weiten.
Legen Sie sich mit angewinkelten Beinen und gekreuzten Knöcheln auf die Trainingsbank. Halten Sie die Langhantel mit einer Griffweite von 70–75 cm direkt über der Brust.
Drücken Sie die Hantel gerade nach oben, bis die Ellbogen durchgedrückt sind, pausieren Sie und gehen Sie langsam in die Ausgangsstellung zurück. Anfangs können Sie vielleicht nur fünf Wiederholungen ausführen. Versuchen Sie es also mit weniger Wiederholungen und mehr Sätzen. Steigern

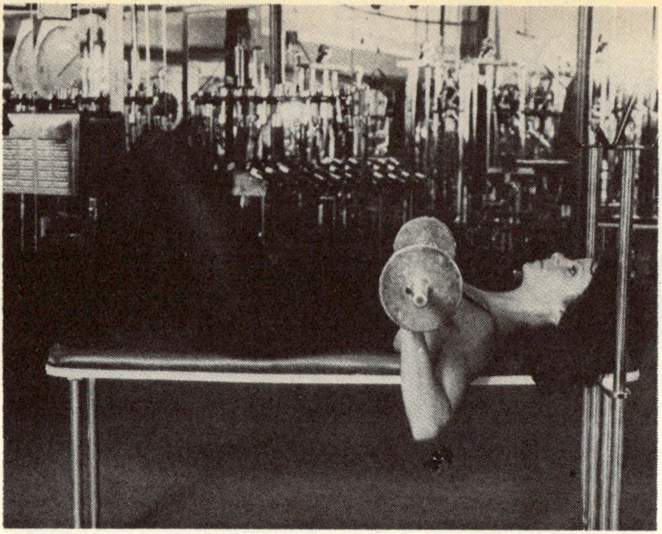

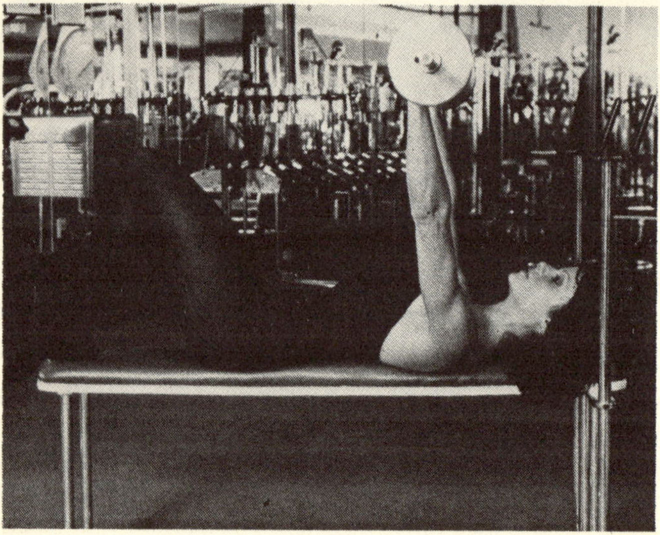

Sie die Anzahl der Wiederholungen mit zunehmender Körperkraft.

ATMUNG:	Atmen Sie ein, während Sie die Hantel herablassen, und aus, wenn Sie sie hochdrücken.
GEWICHT:	15 – 25 Kilo
WIEDERHOLUNGEN:	5; später bis zu 10
SÄTZE:	4; ab der dritten Woche 6

Langhantel-Drücken

Zweck: Glättung und Straffung der Schultern und der rückwärtigen Armmuskeln

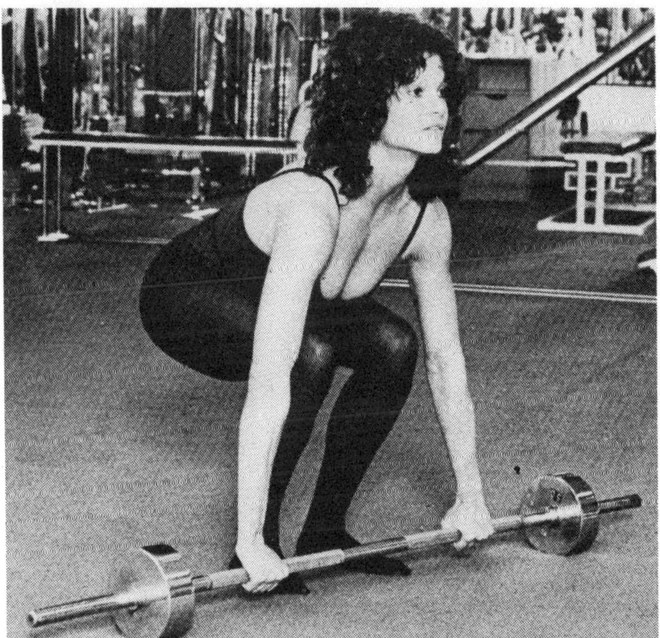

Viele Frauen haben knochige Schultern. Langhantel-Drücken entwickelt die vorderen Deltoidmuskeln und hilft Ihnen so, dieses Problem zu überwinden.
Beginnen Sie mit einem Fußabstand von ca. 30 cm. Fassen Sie die Hantel im Obergriff und führen Sie sie mit einer zügigen Bewegung zur Brust. (Im Bodybuilding sprechen wir hier von ›Reißen‹). Dann drücken Sie die Hantel langsam und fließend über den Kopf, bis die Ellbogen durchgedrückt sind.
Sehen Sie sich die Abbildungen genau an und halten Sie sich

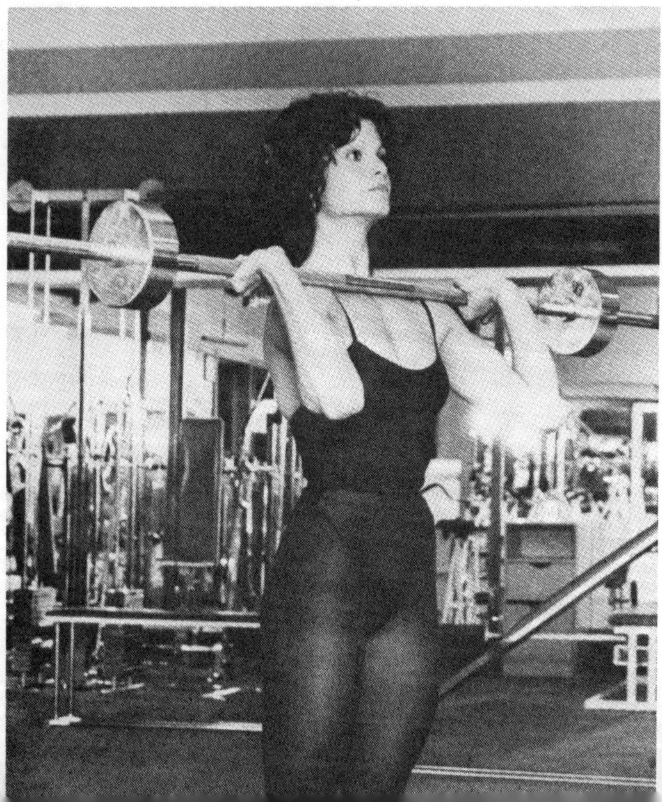

an die angegebene Bewegungsfolge. Wenn Sie die Bewegung einmal beherrschen und korrekt ausführen, können Sie das Gewicht steigern.

ATMUNG:	Atmen Sie aus, wenn Sie das Gewicht heben, und ein, wenn Sie es herablassen.
GEWICHT:	10 Kilo
WIEDERHOLUNGEN:	10
SÄTZE:	2; ab der dritten Woche 3

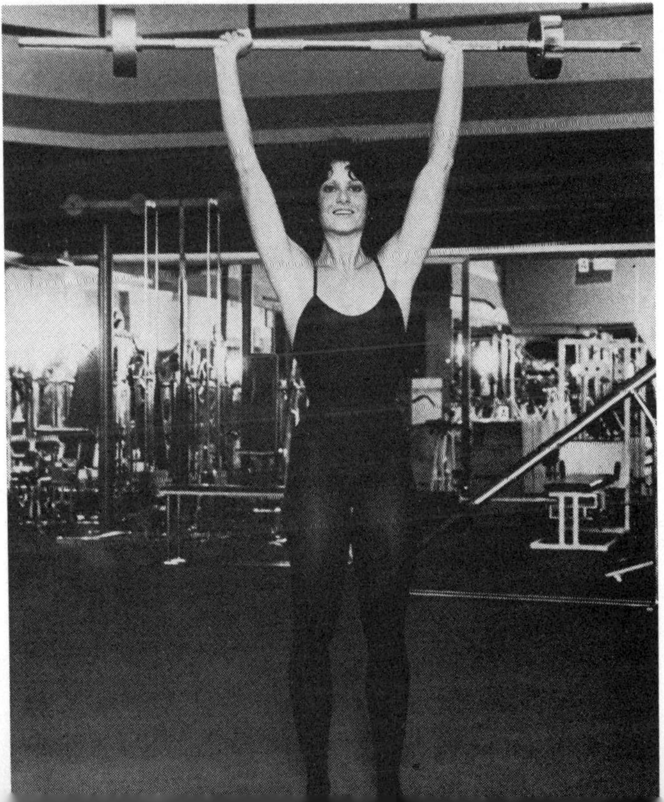

Sit-ups mit gebeugten Knien
Zweck: Straffung der oberen Bauchmuskeln

Diese Übung bringt Ihnen die flache, feste Bauchpartie, die in einem Bikini so phantastisch aussieht.
Legen Sie sich flach auf ein geneigtes Bauchmuskelbrett, verankern Sie die Füße unter der Halterung und kreuzen Sie die Arme über der Brust, so daß die Handflächen auf

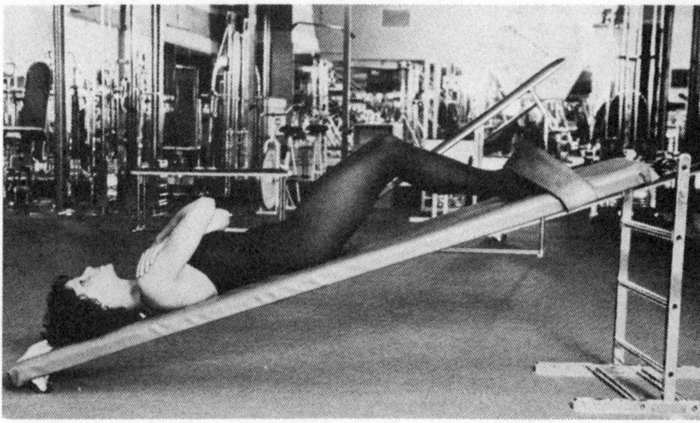

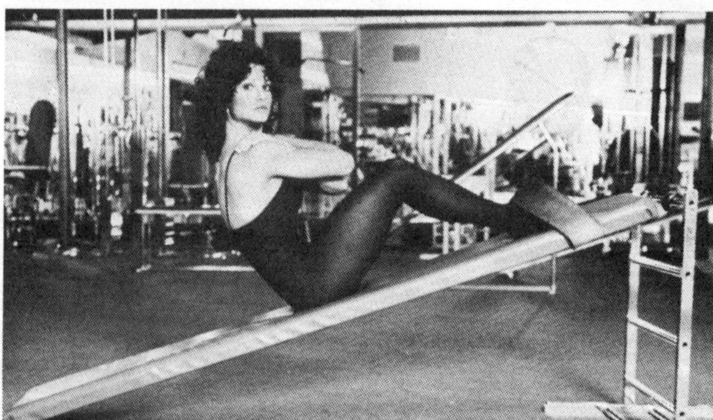

den Schultern liegen. So können Sie die Bewegung nicht mit den Armen unterstützen.
Richten Sie den Körper etwa zu einem Drittel auf und achten Sie dann darauf, wieder so weit herunterzugehen, daß die Lendenwirbel die Bank berühren.
Wenn Sie eine wirklich flache, feste Bauchpartie entwickeln wollen, müssen Sie die Bewegung langsam und keinesfalls ruckweise ausführen. Ziehen Sie dabei den Bauch ein; so verstärken Sie die Kontraktion, was wiederum die Bauchpartie strafft und flach macht. Bei dieser Übung müssen Sie nicht über den vollen Bewegungsradius gehen.

ATMUNG:	Atmen Sie aus, wenn Sie den Körper nach oben bewegen, und ein, wenn Sie ihn herablassen.
WIEDERHOLUNGEN:	10; später bis zu 50
SÄTZE:	2; später 3

Beinheben abwechselnd
Zweck: Straffung der unteren Bauchmuskeln

Manche Frauen haben eine schlanke Taille und schmale Hüften, dafür jedoch einen Hängebauch. Beinheben abwechselnd mit gebeugten und gestreckten Beinen kann hier leicht Abhilfe schaffen. Die Übung wird auf einem Bauchmuskelbrett oder auf dem Boden ausgeführt.
Legen Sie sich auf den Rücken und halten Sie den Kopf so hoch, daß Sie mit dem Kinn die Brust berühren können. Legen Sie die Hände mit den Handflächen nach unten flach unter das Gesäß.
Ziehen Sie die Knie nach oben zur Brust und gehen Sie dann in die Ausgangsstellung mit gestreckten Beinen zurück. Bei der zweiten Bewegung halten Sie die Beine gestreckt und

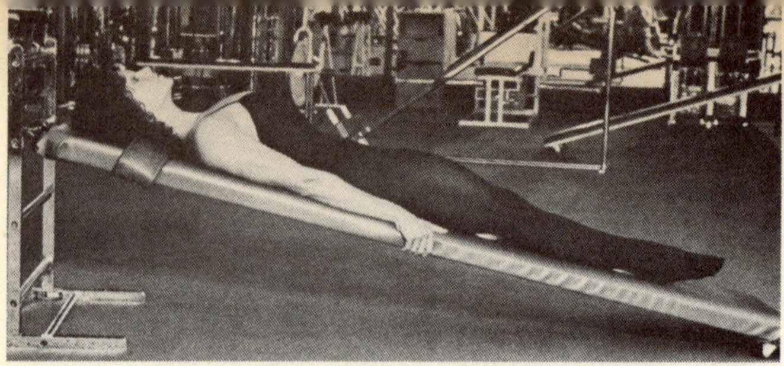

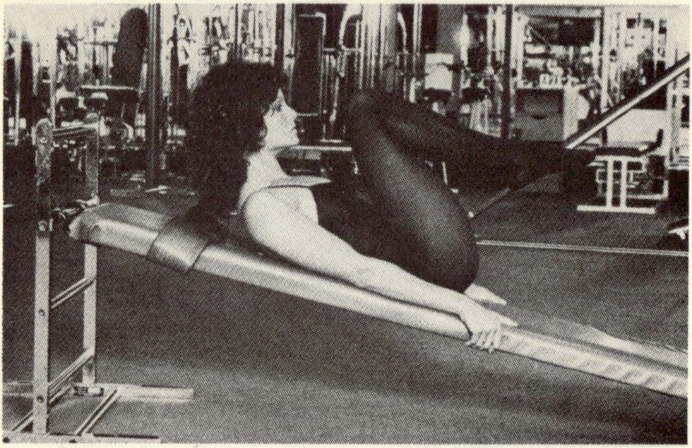

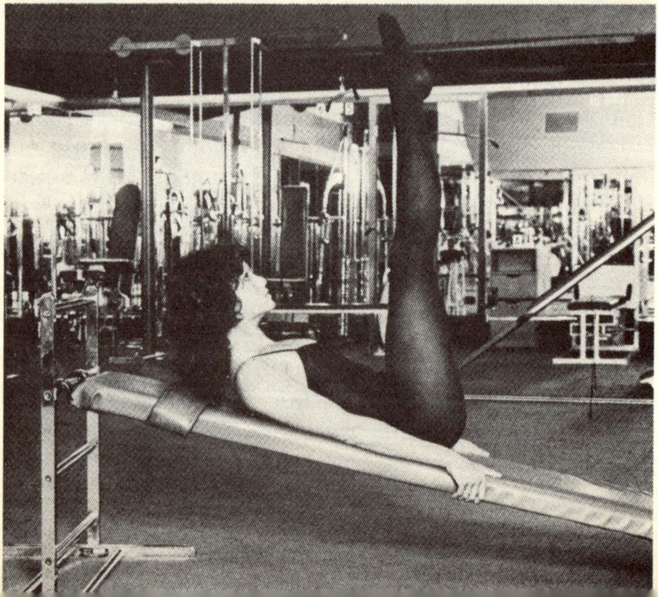

heben sie so hoch Sie können; dann lassen Sie sie wieder in die Ausgangsstellung herab.

ATMUNG:	Atmen Sie aus, wenn Sie die Beine heben, und ein, wenn Sie sie herablassen.
WIEDERHOLUNGEN:	25; später bis zu 50
SÄTZE:	2; ab der dritten Woche 3

Drehbewegung an der Maschine
Zweck: Straffung der Taille

Die erste Übung trainiert die Obliquusmuskeln in der oberen Taillenpartie. Setzen Sie sich auf die Twistbank und fassen Sie die Handgriffe. Halten Sie das Becken unbewegt und bewegen Sie den Rumpf von einer Seite zur anderen.
Die zweite Obliquusübung trainiert die untere Taillenpartie. Treten Sie auf die frei bewegliche Scheibe und halten Sie sich an der unbeweglichen Stange fest. Nun drehen Sie das Becken von einer Seite zur anderen, während Sie den Oberkörper unbewegt halten. Bei dieser Übung soll der Körper nur von der Taille abwärts bewegt werden.

ATMUNG:	Rhythmisch
WIEDERHOLUNGEN:	Da diese Übungen sehr schnell ausgeführt werden, kann man sie leichter in Minuten als in der Anzahl der Wiederholungen messen: Beginnen Sie mit 3 Minuten und steigern Sie sich um eine Minute pro Woche auf 5 Minuten.

Anmerkung: Diese Drehbewegungen werden die Obliquusmuskeln gründlich trainieren und Ihnen eine schlankere

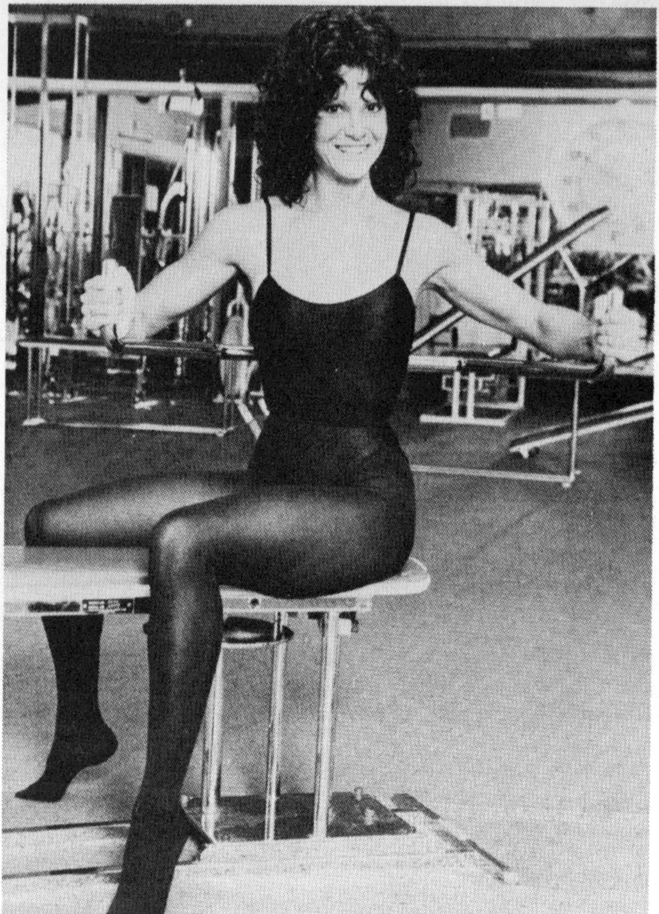

Taille bringen. Wenn Sie zu viel Fett um die Mittelpartie haben, sollten Sie sich vor allem auf die Übung im Sitzen

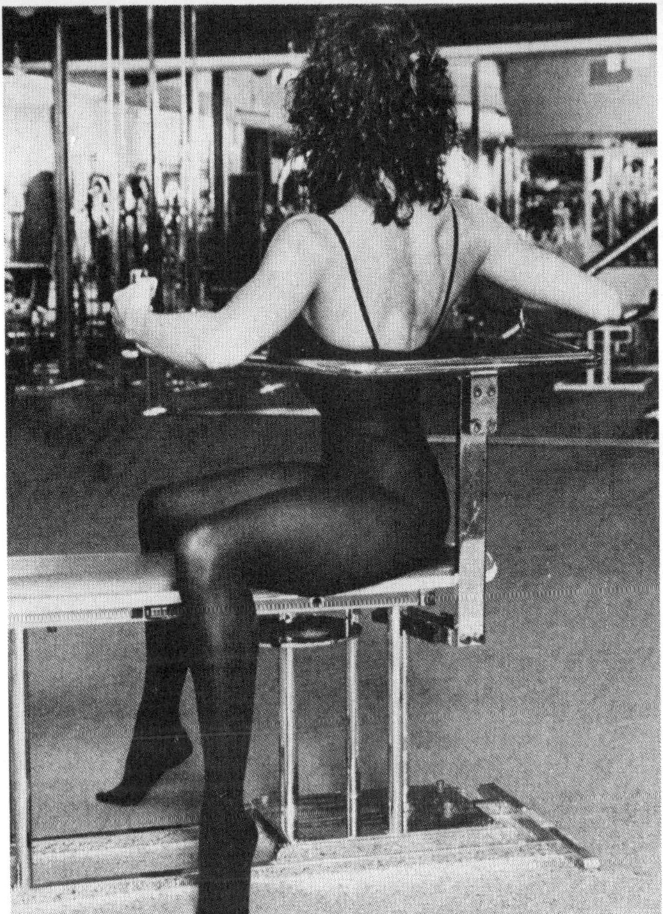

konzentrieren. Wenn Sie eher um den Bauch zu stark sind, sollten Sie die Drehbewegung mehr im Stehen ausführen.

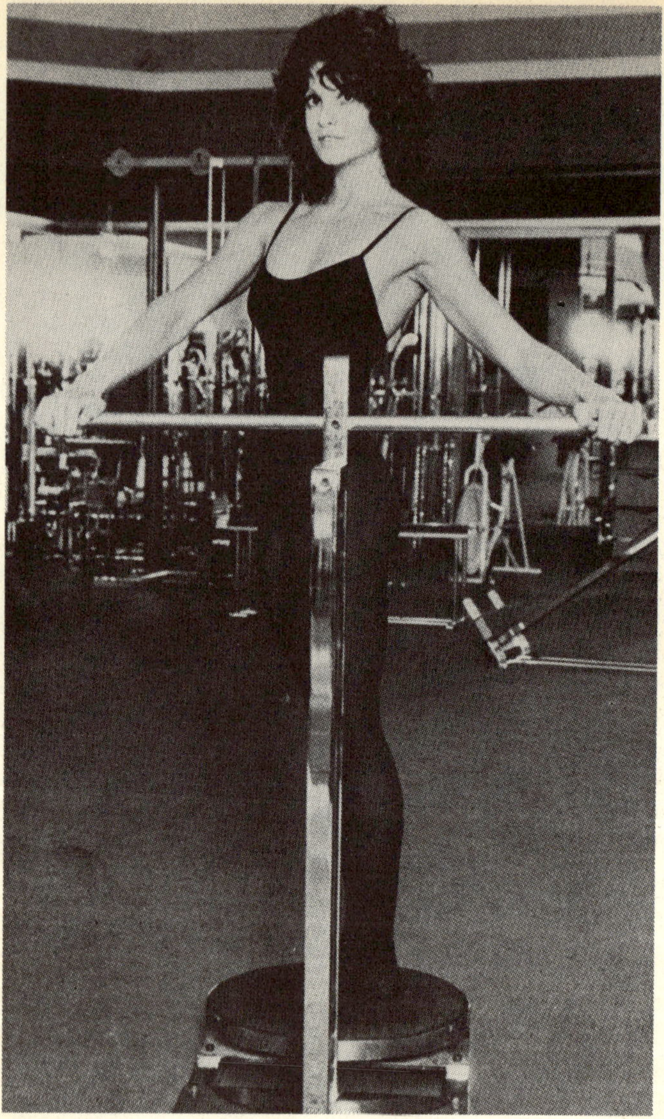

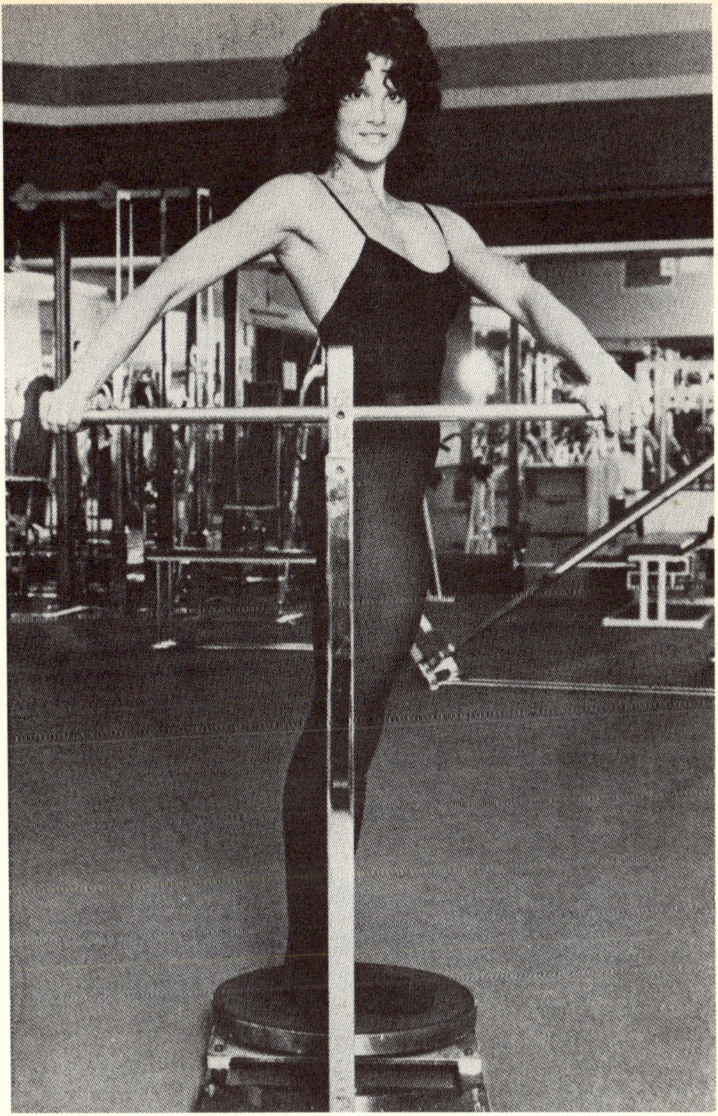

Curls mit Obergriff

Zweck: Kräftigung und Entwicklung von Unterarmen und Händen

Fassen Sie die Langhantel im Obergriff. Heben Sie sie – mit vom Körper abgewandten Handflächen – auf Brusthöhe und lassen Sie sie wieder herab.

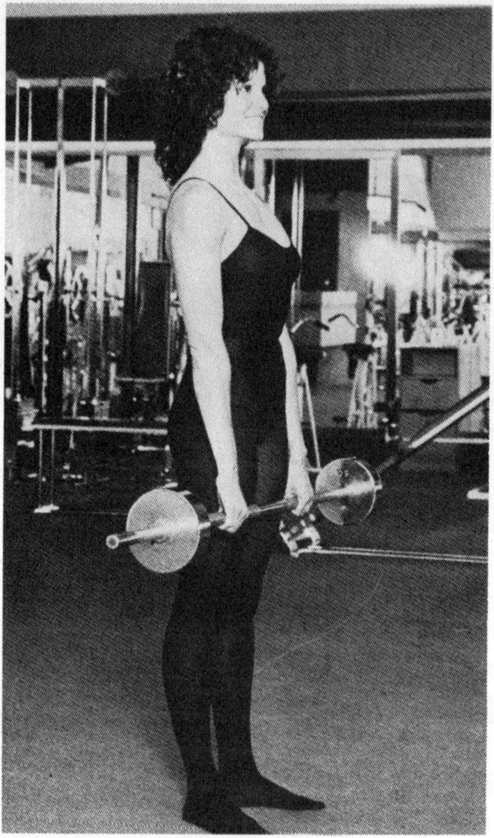

ATMUNG:	Atmen Sie aus, während Sie die Hantel heben, und ein, wenn Sie sie herablassen.
GEWICHT:	5 Kilo; später bis zu 10
WIEDERHOLUNGEN:	10
SÄTZE:	2; ab der dritten Woche 3

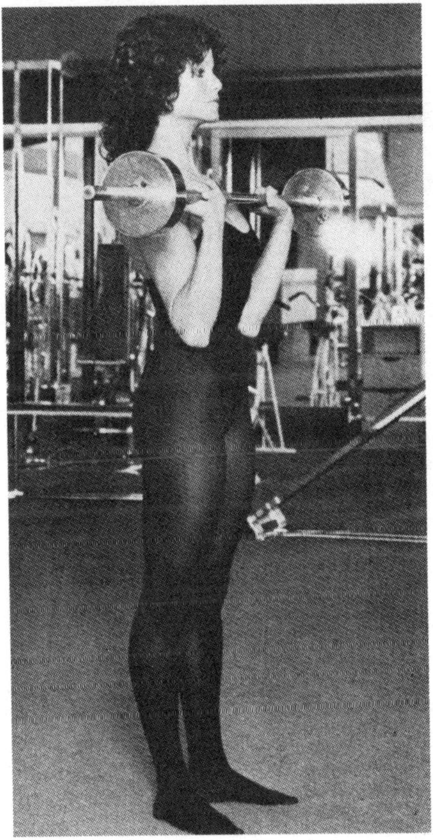

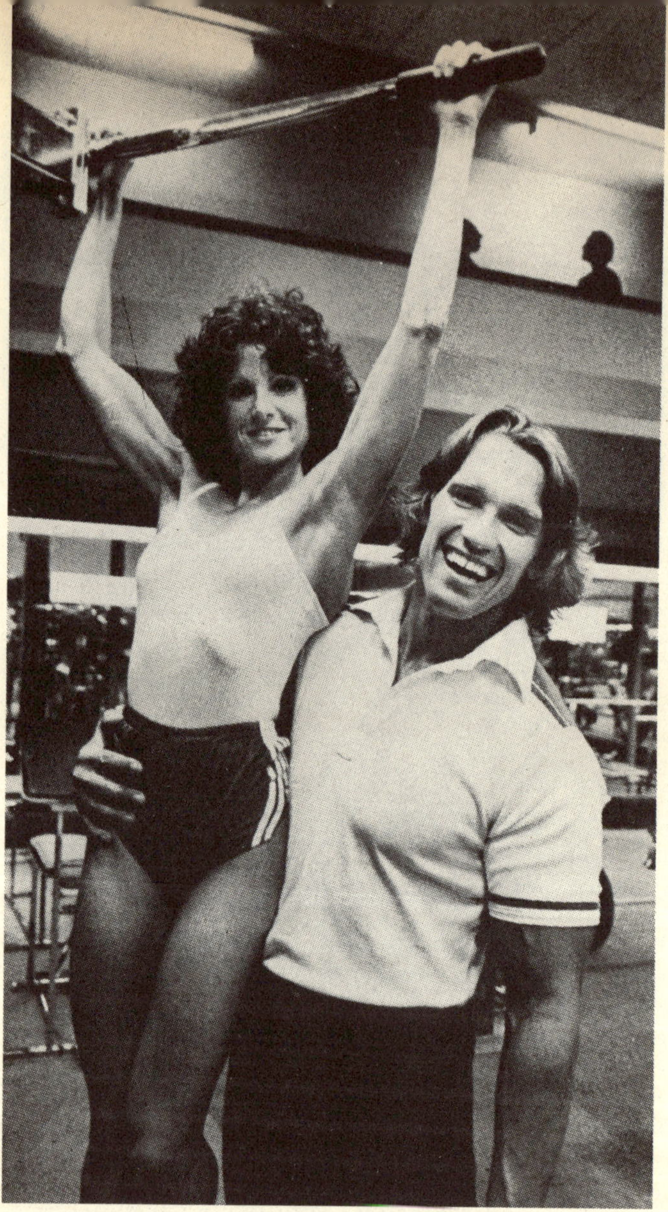

Serie 3
Supersätze

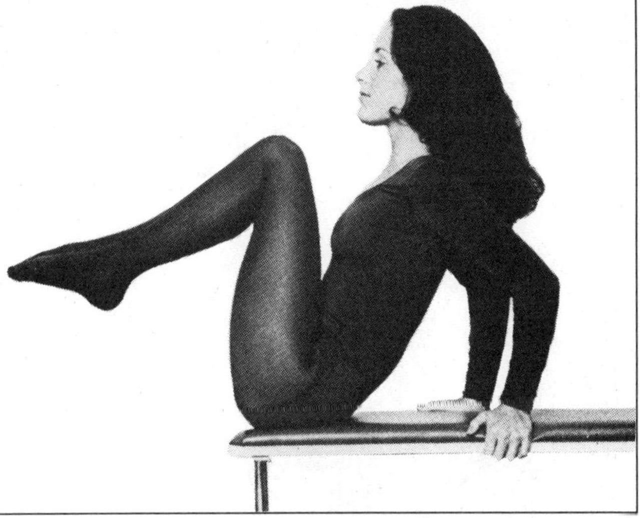

Ein Supersatz ist eine Kombination von zwei Übungen für zusammenwirkende oder einander ergänzende Muskeln oder Muskelgruppen – Bizeps und Trizeps, Rücken und Brust – ohne Pause zwischen den Sätzen. Hier handelt es sich um ein fortgeschrittenes Programm für alle, die mit dem Training optimale Ergebnisse erreichen wollen. Das Supersatz-Programm soll:

- Zeit sparen durch den Wegfall der Pausen;
- Herz und Kreislauf weiter kräftigen, indem es den Blutstrom von einer Körperpartie zur anderen lenkt;
- das Blut mit Sauerstoff anreichern;
- mehr Körperfett abbauen.

Supersatz 1
Zweifaches Beinheben
Zweck: Die Bauchpartie flacher und schlanker zu machen

Setzen Sie sich auf die Kante einer hohen Bank und lehnen Sie sich zurück, bis Sie den Körper mit den Händen abstützen.
Heben Sie die Knie, bis sie die Brust berühren, und gehen Sie dann mit den Füßen auf den Boden zurück.

(Diese Übung verliert an Wirksamkeit, wenn Sie die Stellung des Rumpfes verändern; lehnen Sie sich also nicht zurück, während Sie die Knie anziehen.)

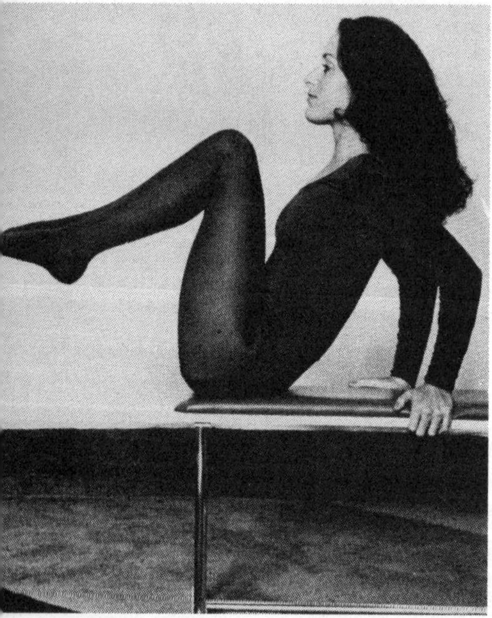
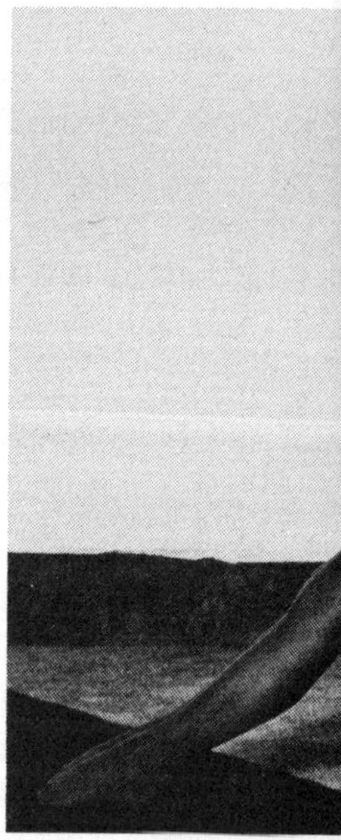

Nun halten Sie die Beine weiter gestreckt, heben sie so weit wie möglich, pausieren und lassen die Beine wieder in die Ausgangsstellung herab.

ATMUNG:	Atmen Sie aus, wenn Sie die Beine nach oben bringen, und ein, wenn Sie sie herablassen.
WIEDERHOLUNGEN:	10; später bis zu 20
SÄTZE:	2; ab der dritten Woche 3

Nun gehen Sie ohne Pause zum Seitheben an der Zugmaschine, um alle Muskeln im Taillenbereich im Supersatz zu trainieren.

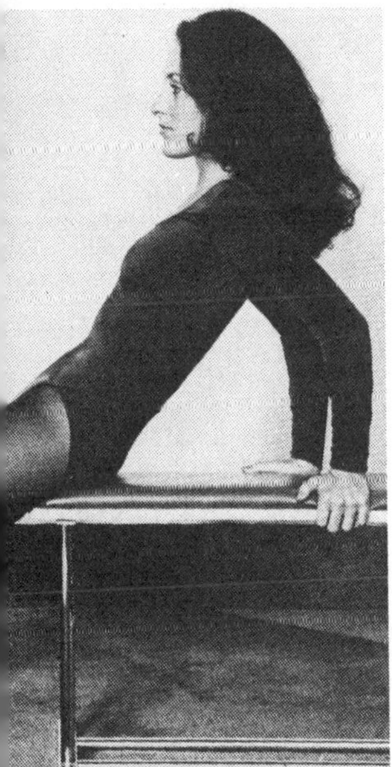

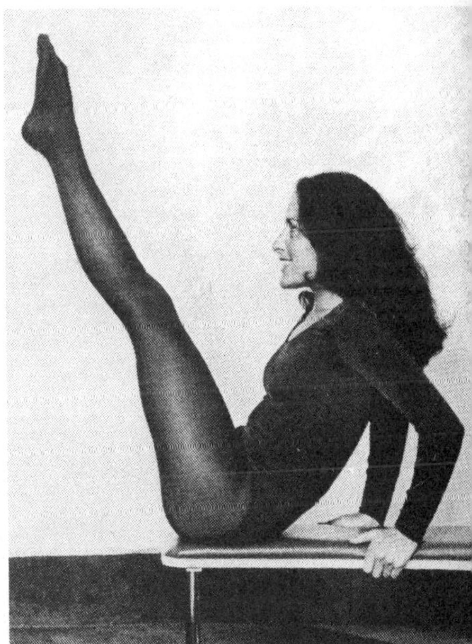

Seitbeugen an der Zugmaschine
Zweck: Schlankere Taille

Machen Sie diese Übung am unteren Kabel einer Zugmaschine. Stehen Sie mit der linken Körperseite zur

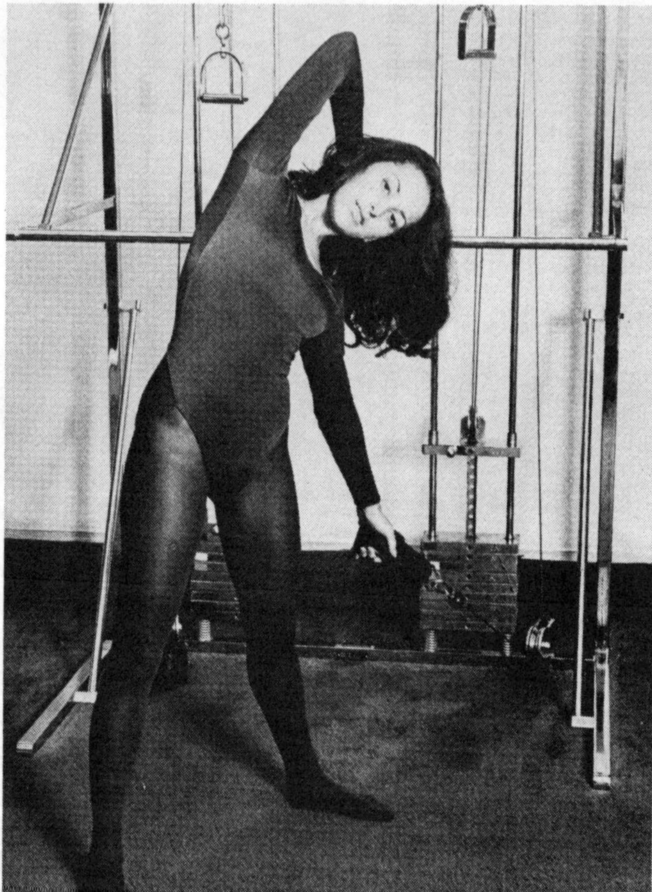

Maschine und halten Sie einen Fußabstand von ca. 60 cm. Achten Sie darauf, daß der Abstand zur Maschine so groß ist, daß die Gewichte nicht aufliegen, wenn Sie sich nach links beugen. Halten Sie den Kabelgriff mit der linken Hand und legen Sie die rechte in den Nacken. So bleibt Ihre

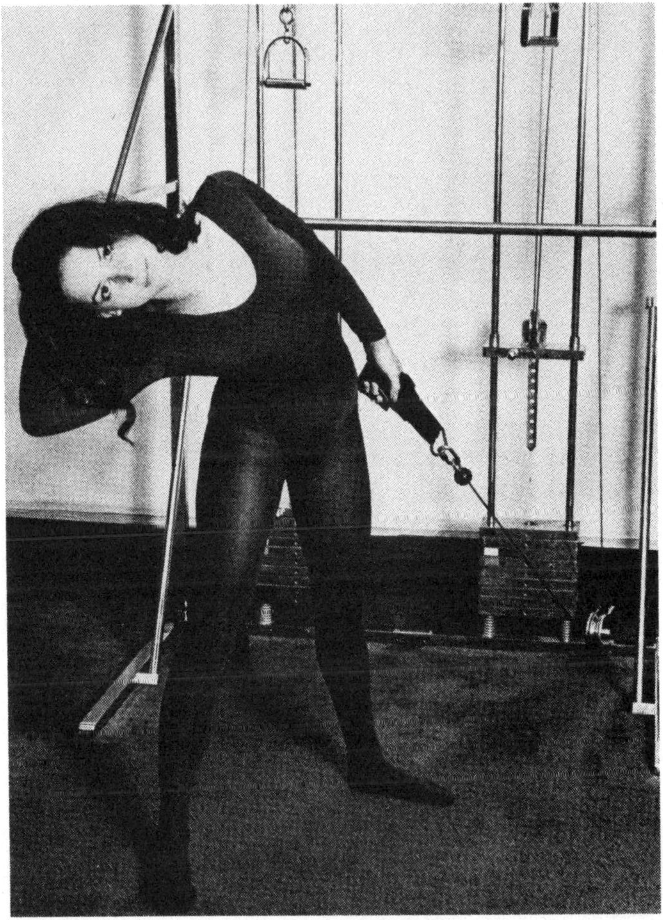

Haltung während der ganzen Bewegung korrekt. Halten Sie den Körper vollkommen aufrecht und beugen Sie sich seitlich erst zur Maschine und dann in der entgegengesetzten Richtung, wobei Sie mit der rechten Schulter so weit wie möglich heruntergehen.
Drehen Sie sich um und fassen Sie das Kabel mit der rechten Hand. Wiederholen Sie die Bewegungen.

ATMUNG:	Atmen Sie aus, während Sie sich zur Maschine neigen, und ein, wenn Sie sich zur anderen Seite neigen.
GEWICHT:	5 Kilo
WIEDERHOLUNGEN:	25 nach jeder Seite
SÄTZE:	2; ab der dritten Woche 3

Pausieren Sie eine Minute, ehe Sie den nächsten Supersatz beginnen.

Supersatz 2
Kabelziehen Kniend
Zweck: Straffung der äußeren Oberschenkelmuskeln

Auch diese Übung wird am unteren Kabel einer Zugmaschine ausgeführt. Sie mag ihnen zunächst unbeholfen erscheinen, aber wenn Sie einmal die richtige Stellung gefunden haben, werden Sie feststellen, daß sie gar nicht so schwierig ist.
Gehen Sie mit Händen und Knien parallel zur Maschine auf den Boden. Nehmen Sie den Fußriemen, den Sie normalerweise um die Knöchel schnallen, und befestigen Sie ihn nahe am rechten Knie, das von der Maschine abgewandt sein soll. Während das Gewicht das rechte Bein zur Maschine zieht, wird das Bein gegenüber dem linken vorgezogen.

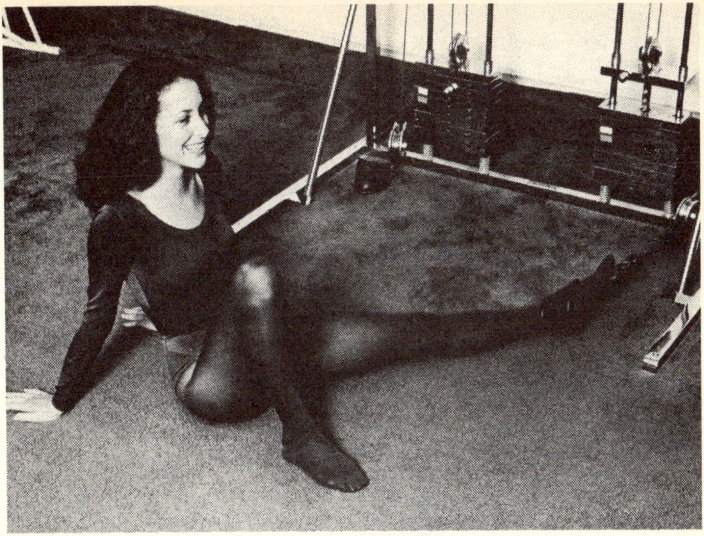

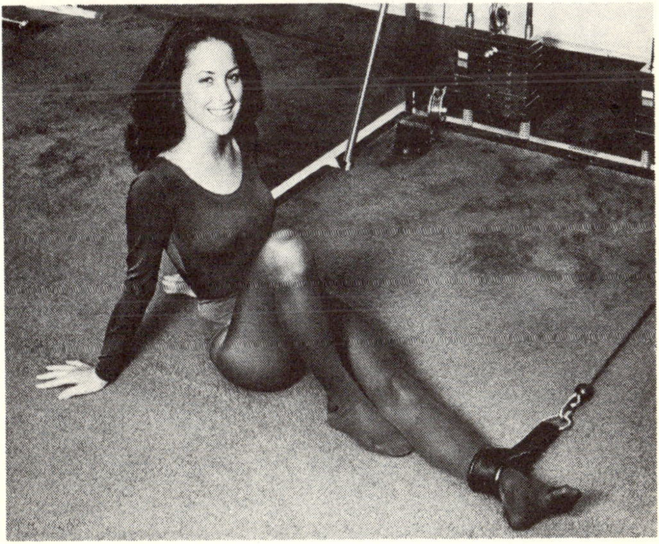

ATMUNG:	Atmen Sie aus, während Sie das Bein von der Maschine wegziehen, und ein, wenn Sie es zurückgehen lassen.
GEWICHT:	5 Kilo
WIEDERHOLUNGEN:	25; später bis zu 40 für jedes Bein
SÄTZE:	2; von der dritten Woche an 3

Pausieren Sie eine Minute vor der nächsten Übungsfolge.

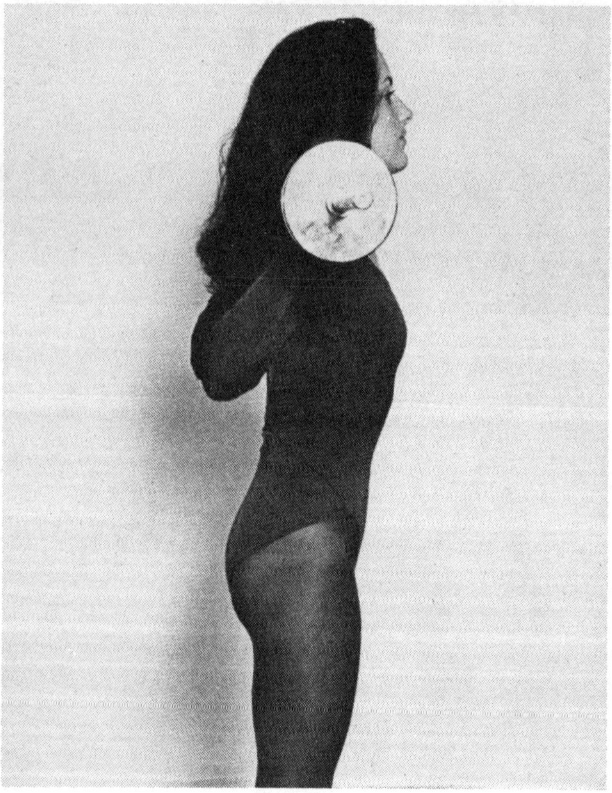

Supersatz 3
Kniebeugen
Zweck: Festigung der Gesäßpartie und Straffung der vorderen Oberschenkelmuskeln

Kniebeugen sind anstrengend und werden daher Herz, Lunge und Kreislauf kräftigen. Sie sind besonders gut geeignet, um Sie für Skifahren, Radfahren, Laufen und

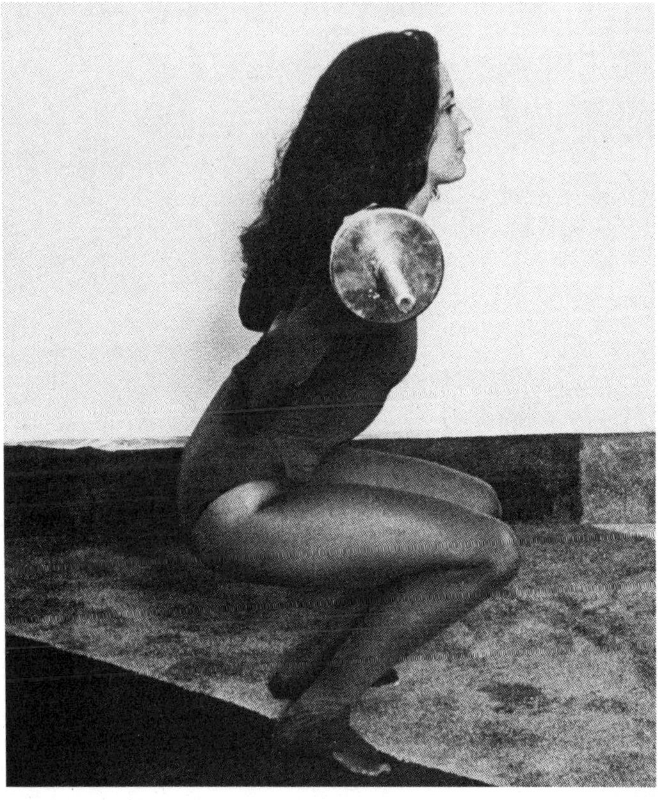

Tennis in Form zu bringen. Halten Sie eine Langhantel im Nacken. Halten Sie den Rücken gerade und gehen Sie in die Knie, bis die Oberschenkel in der Horizontalen sind. Machen Sie die Übung vor einem Spiegel, so daß Sie sicher sein können, sie korrekt auszuführen. Gehen Sie nicht weiter als angegeben herunter, da Sie sich sonst, wenn Ihre Knie schwach sind, verletzen könnten.

ATMUNG:	Atmen Sie ein, wenn Sie heruntergehen, und aus, wenn Sie sich wieder aufrichten.
GEWICHT:	10 Kilo; später bis zu 20
WIEDERHOLUNGEN:	8
SÄTZE:	2; ab der dritten Woche 3

Gehen Sie ohne Pause zu den Beincurls an der Maschine über, um den Supersatz für die Beine abzuschließen.

Beincurls an der Maschine
Zweck: Straffung der rückwärtigen Oberschenkelmuskeln

Legen Sie sich in Bauchlage auf die Bank der Beincurlmaschine. Verankern Sie die Fersen unter der Hebelstange. Nun halten Sie sich mit beiden Händen seitlich an der Bank fest und ziehen die Hebelstange in Richtung auf das Gesäß. Führen Sie die Fersen so weit wie möglich nach vorn und lassen Sie dann das Gewicht langsam herab. Achten Sie darauf, daß Sie ganz herabgehen, so daß die Beinmuskeln voll gestreckt werden. Bei richtiger Ausführung, die Ihnen auch die besten und schnellsten Ergebnisse bringt, werden die Beine nur vom Knie abwärts bewegt.

ATMUNG:	Atmen Sie beim Anheben des Gewichts aus und beim Herablassen ein.
GEWICHT:	5 Kilo
WIEDERHOLUNGEN:	10; später bis zu 30
SÄTZE:	2; ab der dritten Woche 3

Pausieren Sie eine Minute.

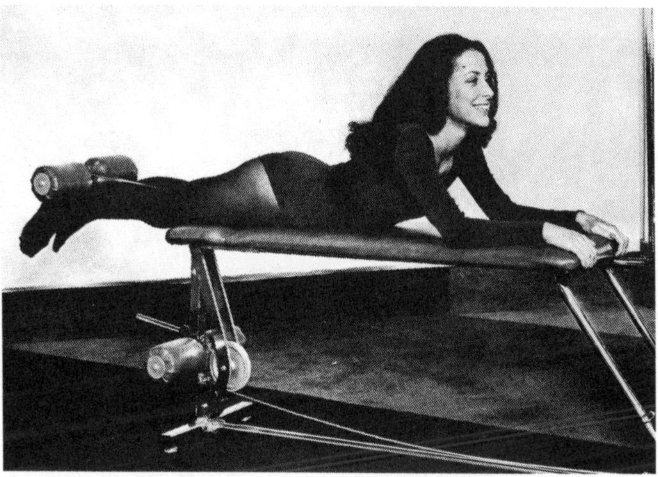

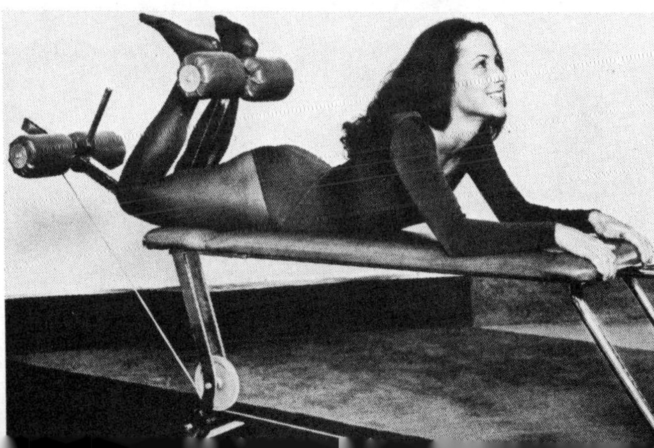

Supersatz 4
Kabelziehen mit engem Griff
Zweck: Straffung der Rückenmuskeln und Ausformung der Oberarme

Knien Sie sich mit dem Gesicht zur Zugmaschine auf den Boden. Fassen Sie die Stange mit einem etwas weniger als

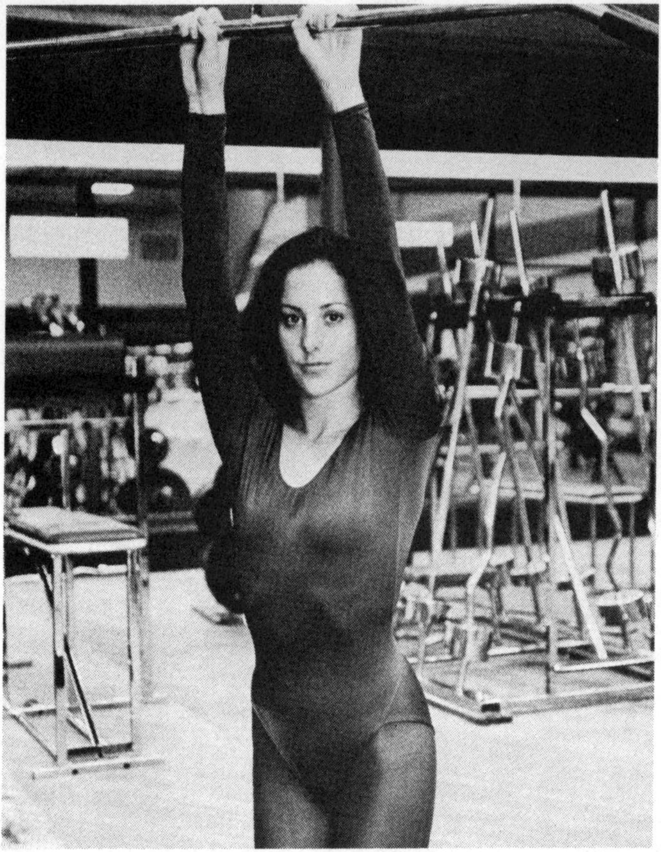

schulterweitem Griff und ziehen Sie sie auf Brusthöhe herab. Die Bewegung fließend und zügig ausführen.
Lassen Sie die Stange langsam wieder in die Ausgangsstellung zurückgehen und machen Sie sich dabei den negativen Widerstand voll zunutze. Halten Sie den Rücken gerade und lassen Sie die Arme hochgehen, bis Sie die Streckung der Arm- und Rückenmuskeln spüren.

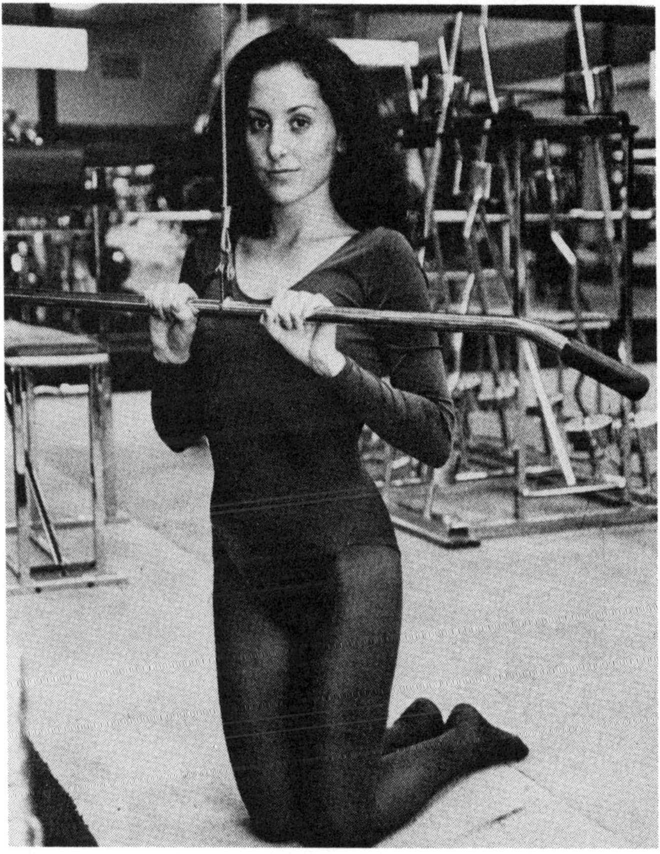

ATMUNG:	Atmen Sie aus, wenn Sie den Griff herabziehen, und ein, wenn Sie ihn wieder nach oben gehen lassen.
GEWICHT:	10 Kilo
WIEDERHOLUNGEN:	10 – 12
SÄTZE:	2; ab der dritten Woche 3

Machen Sie weiter mit fliegenden Bewegungen, um den Supersatz für die oberen Brust- und Rückenmuskeln abzuschließen.

Fliegende Bewegungen

Zweck: Straffung und Entwicklung der Muskeln, die die Büste formen

Nehmen Sie eine Kurzhantel in jede Hand und legen Sie sich rücklings auf eine Trainingsbank. Hier bewegen Sie die Arme wie Flügel und bringen sie vom Scheitelpunkt direkt über der Brust so weit wie möglich zum Boden herunter.

Wenn Sie die Arme gestreckt und die Knie auf der Bank gebeugt halten, werden die Brustmuskeln ohne Unterstützung durch die Bauchmuskeln trainiert. Hier kommt es mehr auf die Anzahl der Wiederholungen an als auf das Gewicht.

ATMUNG:	Atmen Sie aus, während Sie die Hanteln nach oben führen, und ein, wenn Sie sie herablassen.
GEWICHT:	1,5 Kilo in jeder Hand; später 2,5
WIEDERHOLUNGEN:	10; später bis zu 20
SÄTZE:	2; ab der dritten Woche 3

Entspannen Sie sich eine Minute lang mit locker herabhängenden Armen, ehe Sie weitermachen.

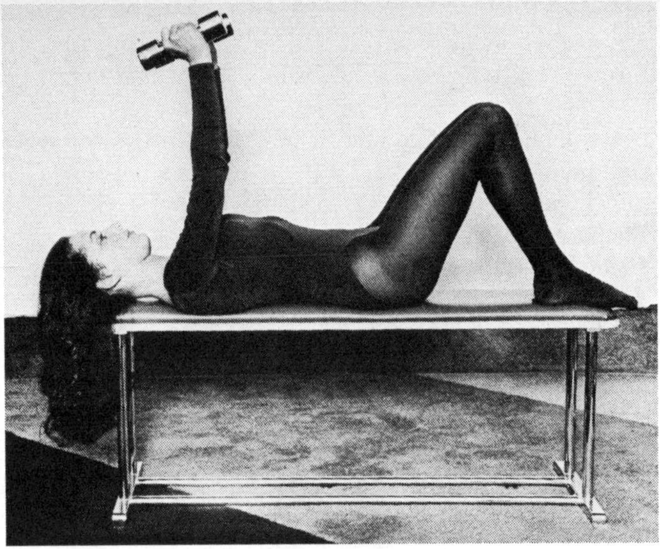

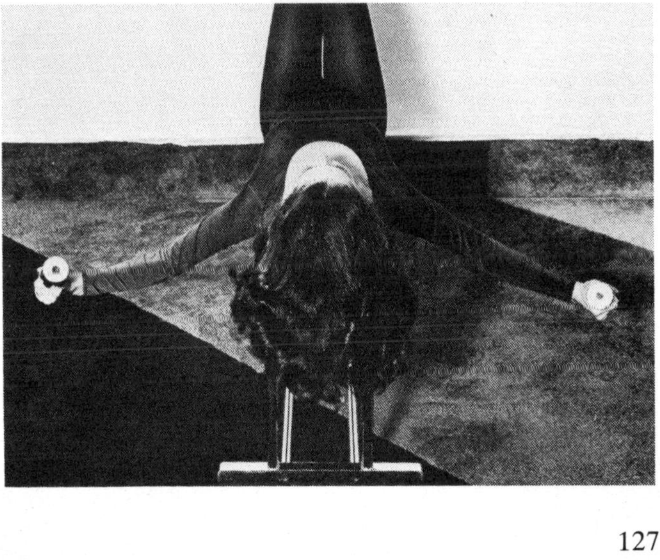

Supersatz 5
Kurzhantel-Seitheben
Zweck: Straffung und Verschönerung der Schultern

Diese Übung trainiert die Schultern, also die seitlichen Deltoidmuskeln, und trägt viel zur Entwicklung einer ansprechenden, gut aussehenden oberen Rumpfpartie bei, vor allem am Übergang der Arme zum Körper.
Stehen Sie aufrecht und halten Sie die Füße zusammen. Nehmen Sie eine leichte Kurzhantel in jede Hand und halten Sie sie seitlich am Körper.

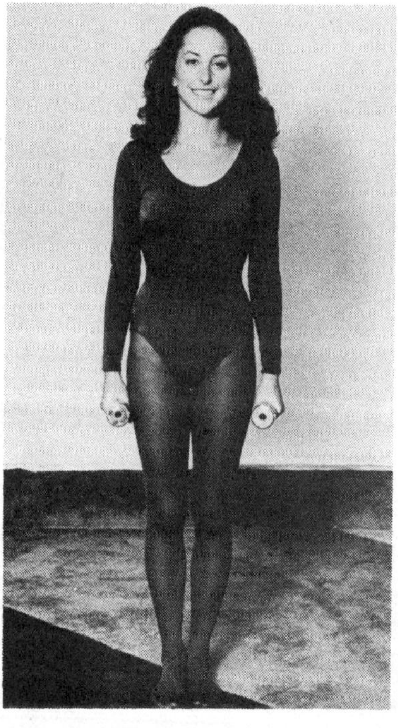

Heben Sie die Arme gerade nach außen bis mindestens auf Schulterhöhe, ohne die Ellbogen zu beugen, und lassen Sie sie dann wieder herab.

ATMUNG:	Atmen Sie beim Heben der Hanteln aus und beim Herablassen ein.
GEWICHT:	1,5 Kilo, später 2,5
WIEDERHOLUNGEN:	10; später bis zu 25
SÄTZE:	ab der dritten Woche 3

Machen Sie sofort mit dem Trizepsdrücken weiter

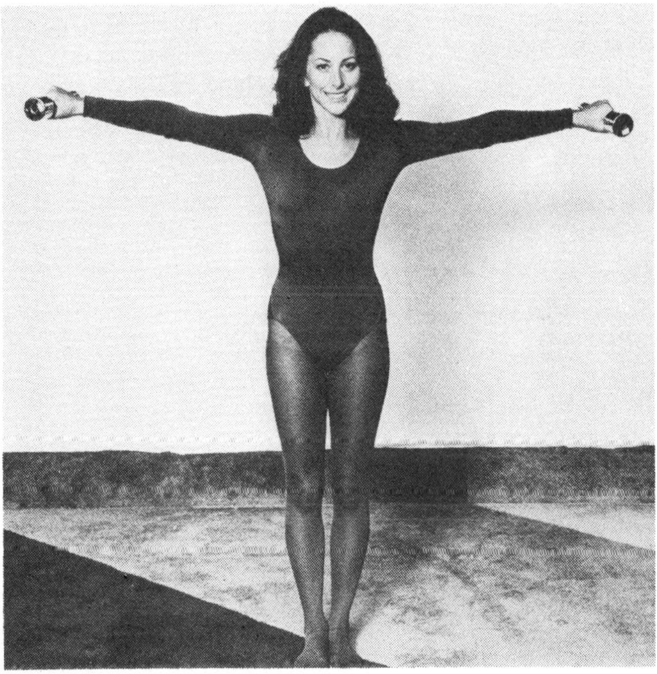

Trizepsdrücken

Zweck: Straffung der rückwärtigen Oberarmmuskeln

Wenn ich die Trizeps einer Frau bemerke, dann fast immer, wenn sie auf etwas deutet oder sonst eine Geste macht. Oft kein schöner Anblick: an der Rückseite ihres Armes hängt ein schlaffer, ungenutzter Muskel herab. Das Trizepsdrücken ist die ideale Übung, das zu korrigieren und Ihren Oberarmen ein jugendliches Aussehen zu verleihen.
Legen Sie sich auf einer hohen Bank flach auf den Rücken. Beugen Sie die Knie und halten Sie dabei die Beine zusammen, damit die Bauchmuskeln nicht durch diese Übung belastet werden. Nehmen Sie eine Kurzhantel in jede Hand und halten Sie die Arme gerade nach oben.
Nun beugen Sie die Ellbogen und lassen die Hände langsam zu den Ohren herab, wobei Sie die Arme nur in den Ellbogen bewegen. Drücken Sie die Hanteln mit einer langsamen, zügigen Bewegung wieder hinauf.

Atmung:	Atmen Sie aus, während Sie die Hanteln hochdrücken, und ein, wenn Sie sie herablassen.
Gewicht:	1,5 Kilo; später 2,5
Wiederholungen:	10
Sätze:	2; ab der dritten Woche 3

Pausieren Sie vor dem folgenden Supersatz.

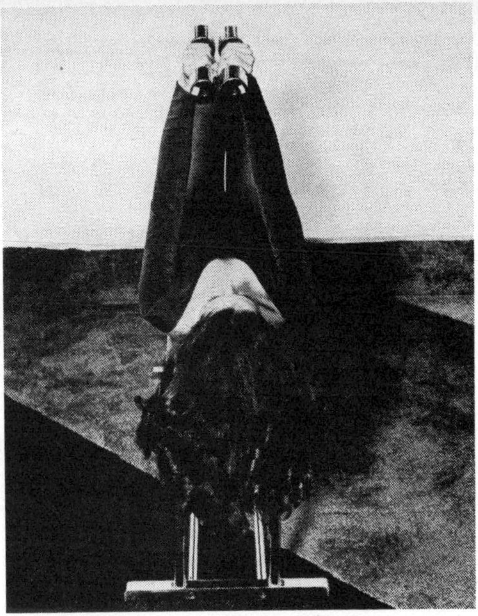

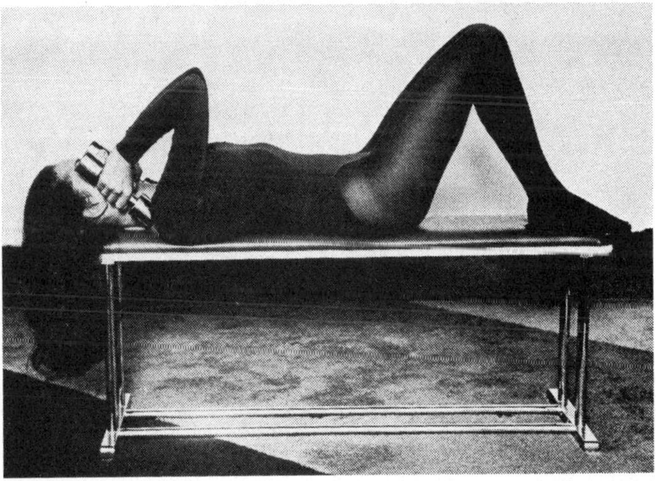

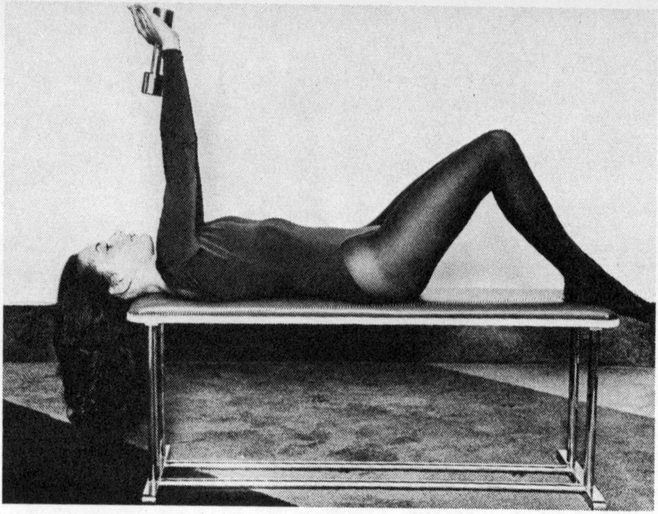

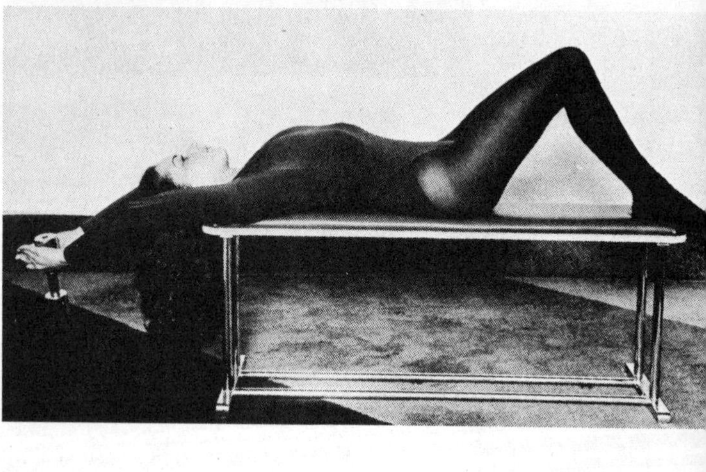

Supersatz 6
Kurzhantel-Überzug
Zweck: Weitung des Brustkorbs; Verbesserung und Vergrößerung der Büste

Diese Übung trainiert Teile der Trizepsmuskeln, die Schultern und den Latissimus.
Legen Sie sich mit gebeugten Knien rücklings auf eine Bank. Fassen Sie eine Kurzhantel mit beiden Händen und strecken Sie die Arme über der Brust nach oben. Nun lassen Sie die Hantel hinter dem Kopf herab, wobei Sie die Arme völlig gestreckt halten und so weit wie möglich herabgehen. Pausieren Sie und heben Sie dann das Gewicht wieder über die Brust.

ATMUNG:	Atmen Sie aus, wenn Sie das Gewicht heben, und ein, wenn Sie es hinter dem Kopf herablassen.
GEWICHT:	1,5 Kilo; später 2,5
WIEDERHOLUNGEN:	10; später 20 oder 30
SÄTZE:	2; ab der dritten Woche 3

Pausieren Sie eine Minute.

Brustübung mit Gewicht
Zweck: Straffung der Büste

Stehen Sie aufrecht mit schulterweitem Fußabstand. Halten Sie mit beiden Händen eine Kurzhantel hinter dem Körper und halten Sie dabei die Ellbogen durchgedrückt.
Beugen Sie sich in den Hüften vor, so daß Sie das Becken zwischen die Schenkel drücken, ohne jedoch den Körper von der Taille bis zum Kopf zu bewegen. Nun führen Sie die Arme so weit wie möglich nach vorn über den Kopf. Bleiben

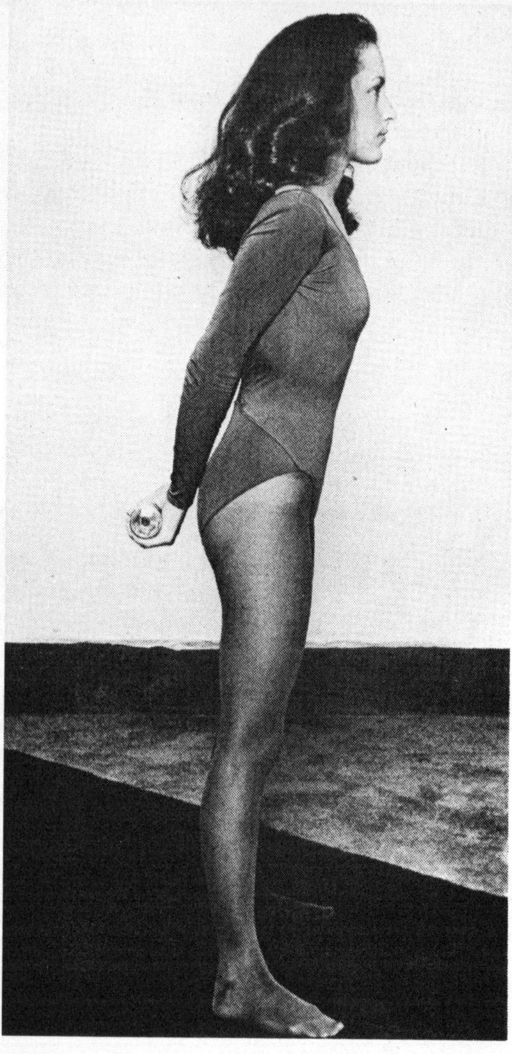

Sie 10 Sekunden in dieser Extremstellung. So strecken Sie die Wirbelsäule, die Gesäßmuskeln und die Beinbizeps. Das zusätzliche Gewicht der Kurzhantel weitet auch den Brustkorb.
Hier kommt es weniger auf das Gewicht oder die Anzahl der Wiederholungen an als auf die Art der Ausführung. Bleiben Sie so lange wie nur möglich in der Extremstellung; so erreichen Sie die maximale Streckung.

ATMUNG:	Atmen Sie aus, während Sie sich vorbeugen, und ein, wenn Sie sich wieder aufrichten.
GEWICHT:	1,5 Kilo; später 2,5
WIEDERHOLUNGEN:	5
SÄTZE:	2; ab der dritten Woche 3

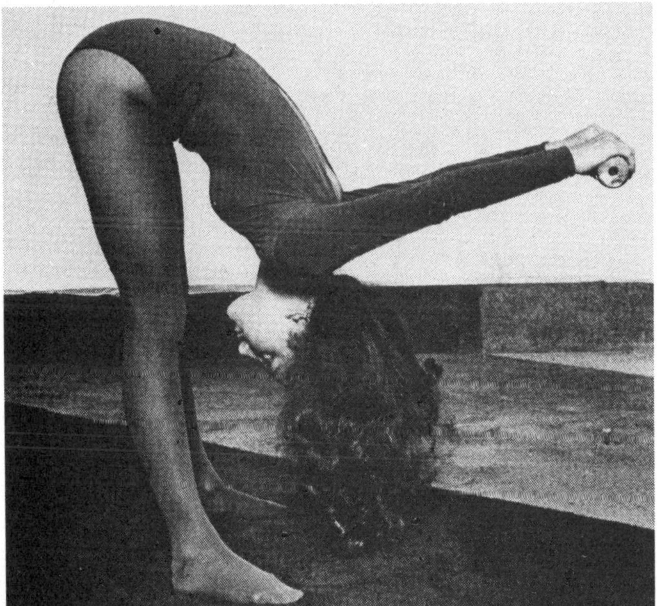

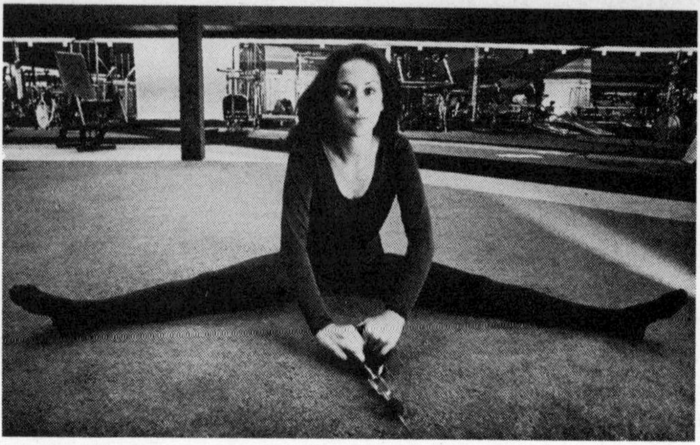

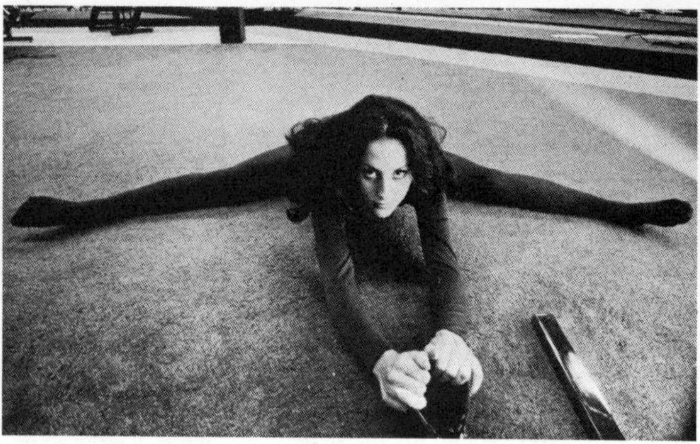

Supersatz 7
Streckübung an der Zugmaschine
Zweck: Verbesserung der Flexibilität in Kniegelenken und unterer Rückenpartie

Diese Übung soll die unteren Rückenmuskeln und die Kniegelenke lockern, die beide besonders verletzungsanfällig sind. Setzen Sie sich vor der Zugmaschine auf den Boden und spreizen Sie die Beine so weit wie möglich. Fassen Sie den Kabelgriff mit beiden Händen und lassen Sie Rumpf und Arme langsam von den Gewichten nach vorn ziehen. Ziehen Sie sich wieder in die sitzende Stellung herauf und lassen Sie dann den Körper wieder nach vorn gehen.
Halten Sie die Ellbogen durchgedrückt und achten Sie darauf, nur das Becken zu bewegen, nicht aber den Rumpf oberhalb der Taille. Versuchen Sie im Lauf der Zeit so weit zu kommen, daß Sie mit dem Nabel den Boden berühren können. So wird die Beckenregion voll gestreckt.

ATMUNG:	Atmen Sie aus, wenn Sie nach vorn gehen, und ein, wenn Sie sich wieder aufrichten.
GEWICHT:	10 Kilo; später bis zu 20
WIEDERHOLUNGEN:	10
SÄTZE:	2; ab der dritten Woche 3

Wadenheben stehend an der Maschine
Zweck: Ausformung und Straffung der Waden

Um die Waden maximal zu strecken, müssen Sie die Bewegungen langsam ausführen. Halten Sie zu Beginn die Zehen auf einem hohen Block und die Fersen auf dem Boden. Nun stellen Sie sich ganz auf die Zehen und lassen dann die Fersen wieder ganz auf den Boden herab.

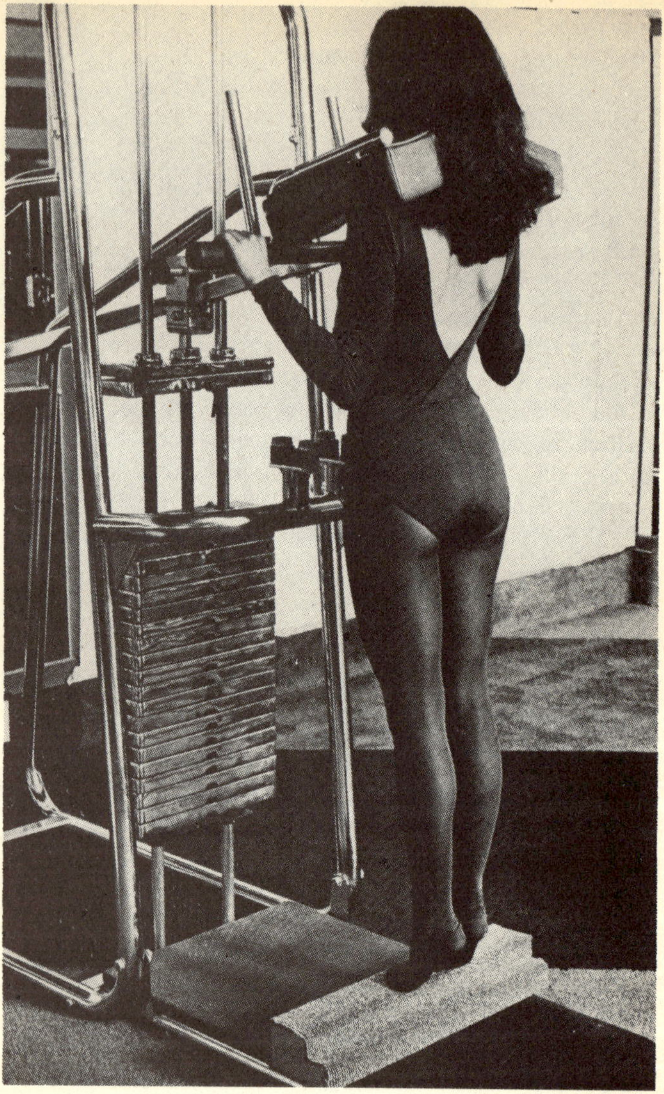

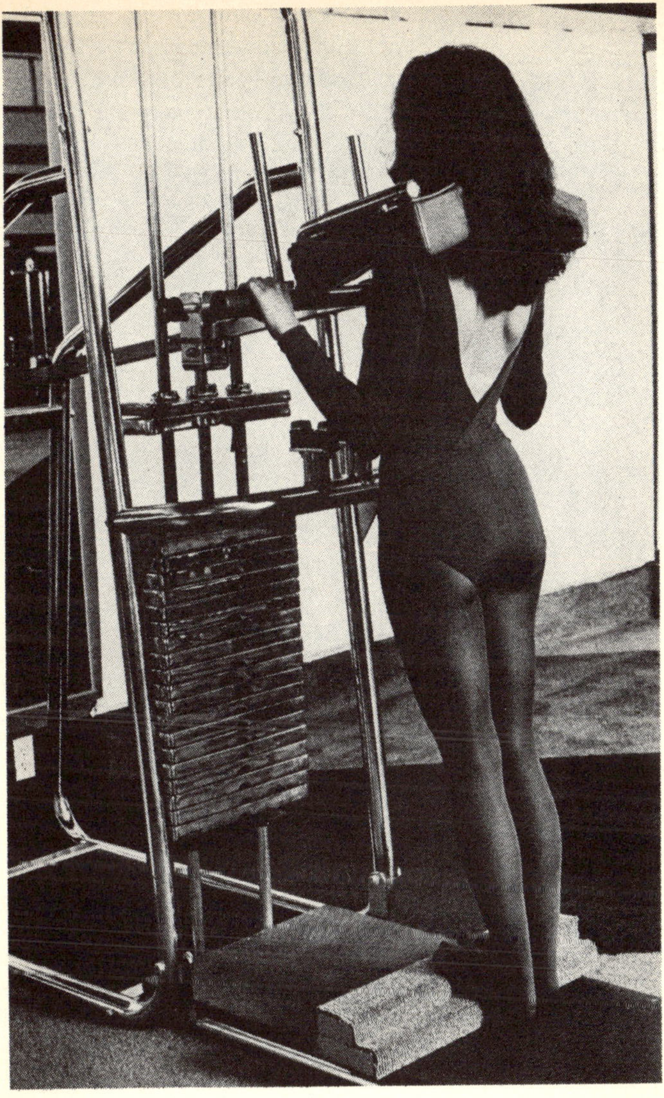

ATMUNG:	Atmen Sie aus, während Sie sich auf den Zehen aufrichten, und ein, wenn Sie die Fersen auf den Boden herablassen.
GEWICHT:	25 Kilo; später mehr, wenn Sie Muskulatur aufbauen wollen.
WIEDERHOLUNGEN:	20; später mehr, wenn Sie Masse abbauen wollen.
SÄTZE:	2; ab der dritten Woche 3

Serie 4
Übungen für überall und jederzeit

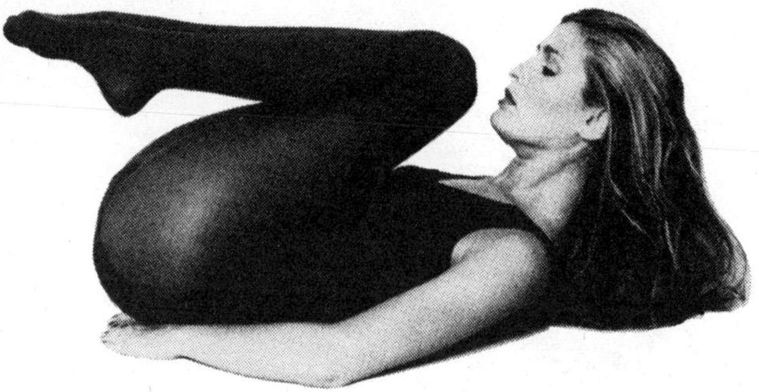

Es gibt keine Entschuldigung dafür, nicht zu trainieren. Wenn Sie nicht in ein Studio gehen können, dann können Sie trotzdem über die Anfänger-Serie hinausgehen und daheim trainieren. Auf Reisen können Sie im Hotelzimmer oder sogar im Freien trainieren. Training hat einen so hohen Stellenwert im Leben, daß Sie sich durch nichts davon abhalten lassen dürfen.

Das Training in einem Studio bietet eine Anzahl von Vorteilen. Ich empfehle Ihnen daher in ein Studio zu gehen, wann immer das möglich ist. Die Atmosphäre eines Studios macht Ihnen das Training leichter. Wenn Sie 45 Minuten trainieren, kann Sie kein Anruf und kein Nachbar ablenken. Die Geräte im Studio sind so konstruiert, daß sie bestimmte Körperpartien gezielt trainieren und damit die Übungen viel produktiver werden lassen. Wenn Sie aber nicht in ein Studio gehen können, so ist das kein Grund, mein Programm nicht weiterzuführen. Diese Serie bietet Ihnen eine fortgeschrittene Übungsfolge, die Sie daheim oder unterwegs ausführen können.

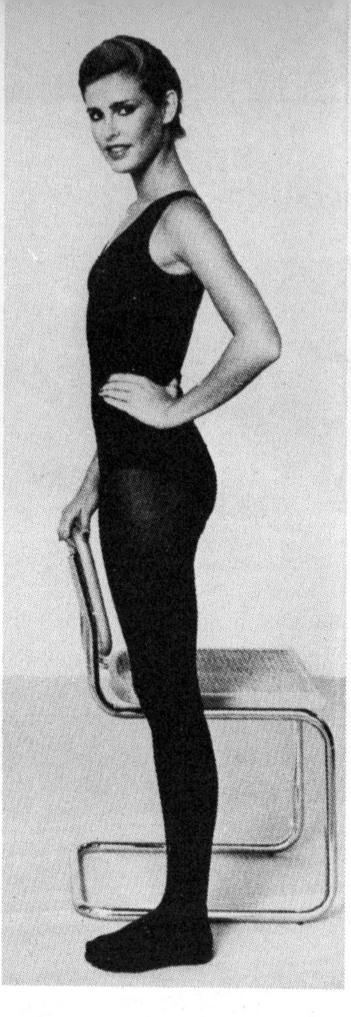

Kombinierte dreiteilige Beinübung
Zweck: Straffung der Taille und der Gesäßmuskeln, Ausformung der Oberschenkel und Fettabbau in der Bauchpartie

Hier handelt es sich um drei aufeinanderfolgende Übungen, die mit der gleichen stehenden Ausgangsstellung beginnen.

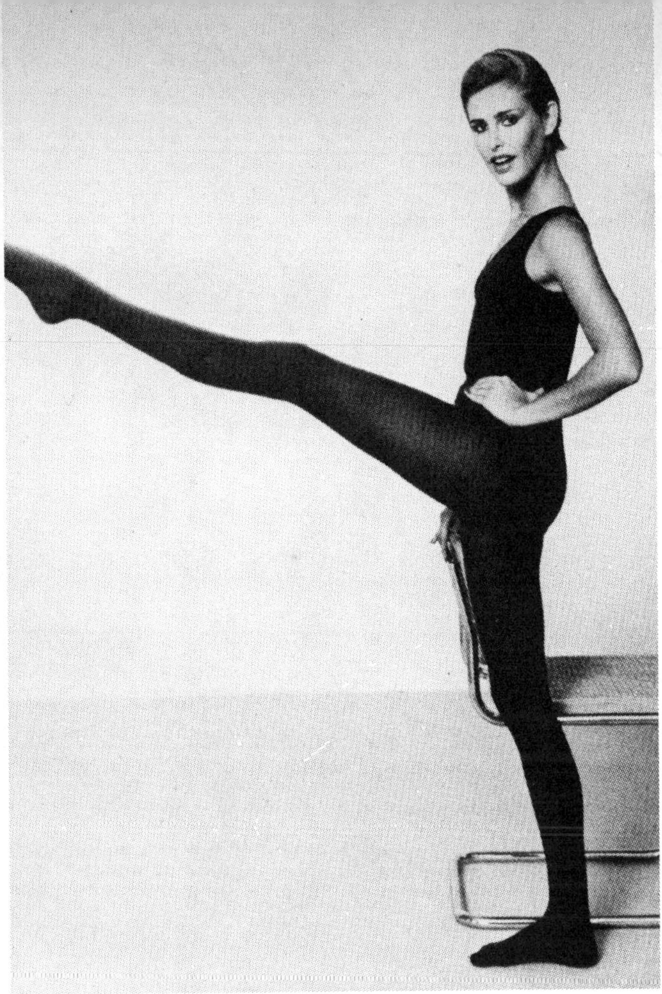

Dabei werden die Obliquusmuskeln (seitlich am Rumpf), die Gesäßmuskeln, die ganze Oberschenkelpartie und die Bauchmuskeln trainiert.

1. Fassen Sie eine Stuhllehne. Das dient nur dazu, das Gleichgewicht zu halten, nicht aber, um die Ausführung der Übung zu unterstützen. Bewegen Sie nur das eine

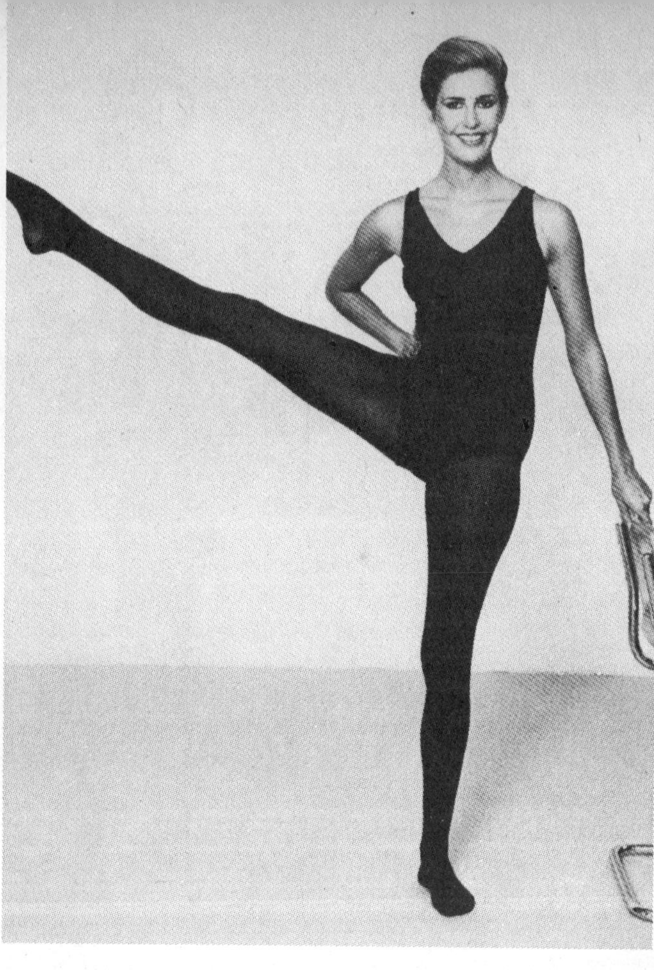

Bein und führen Sie es so schnell und so weit wie möglich nach oben. Pausieren Sie auf dem Scheitelpunkt der Bewegung. Nun lassen Sie das Bein langsam auf den Boden herab unter voller Ausnutzung des negativen Widerstands.

2. Von der gleichen Ausgangsstellung führen Sie nun das Bein so schnell und so weit wie möglich seitlich nach

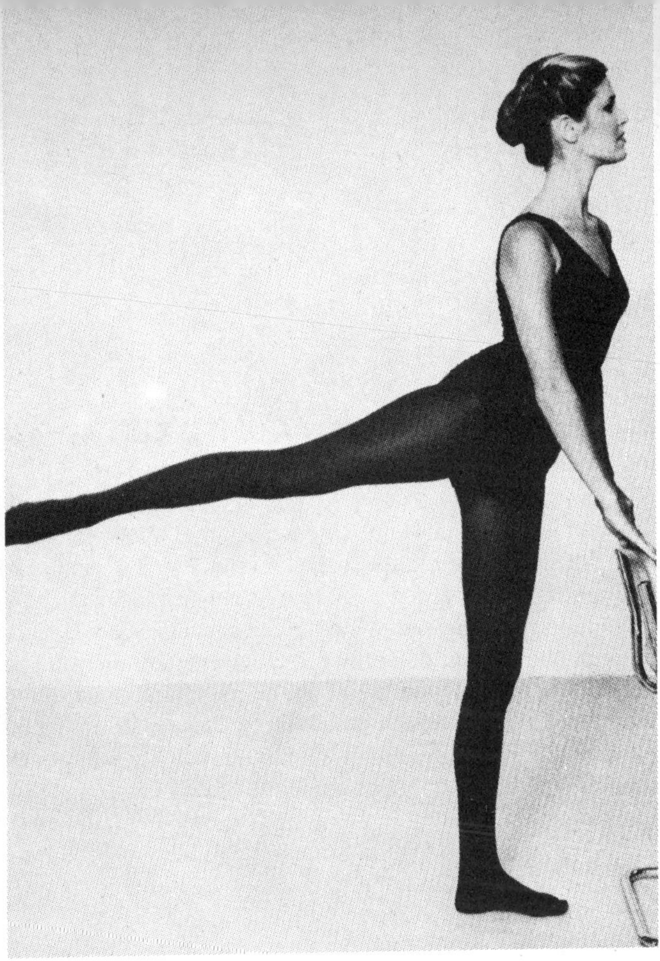

oben. Pausieren Sie auf dem Scheitelpunkt der Bewegung und lassen Sie das Bein langsam herab. Lehnen Sie sich nicht über den Stuhl.

3. Strecken Sie zum Abschluß das Bein nach hinten. Bei dieser Übung wird man leicht zum Mogeln verführt. Stellen Sie sich vor die Stuhllehne, halten Sie den Körper aufrecht und das Bein gestreckt. Führen Sie das Bein so

hoch wie möglich nach hinten, pausieren Sie und lassen Sie dann das Bein langsam auf den Boden herab.

ATMUNG:	Atmen Sie aus, während Sie das Bein nach oben bringen, und ein, wenn Sie es herablassen.
WIEDERHOLUNGEN:	10 für jeden Übungsteil
SÄTZE:	2; später 3

Kniebeugen mit der Kurzhantel
Zweck: Kräftigung und Straffung der Oberschenkel

Fassen Sie mit jeder Hand eine Kurzhantel und stellen Sie sich mit den Fersen auf ein Buch oder einen Holzblock. Halten Sie den Rücken gerade und gehen Sie so tief wie möglich in die Kniebeuge. Lassen Sie dabei das Gesäß nicht nach hinten gehen, da sonst die Oberschenkel nicht mehr belastet werden. Dann gehen Sie wieder nach oben, ohne jedoch die Beine voll durchzudrücken; halten Sie an, wenn Sie etwa drei Viertel oben sind. Der Körper sollte sich dabei langsam und fließend wie ein Kolben bewegen.

ATMUNG:	Atmen Sie ein, während Sie heruntergehen, und aus, wenn Sie sich aufrichten.
GEWICHT:	1,5 – 2,5 Kilo
WIEDERHOLUNGEN:	30
SÄTZE:	2

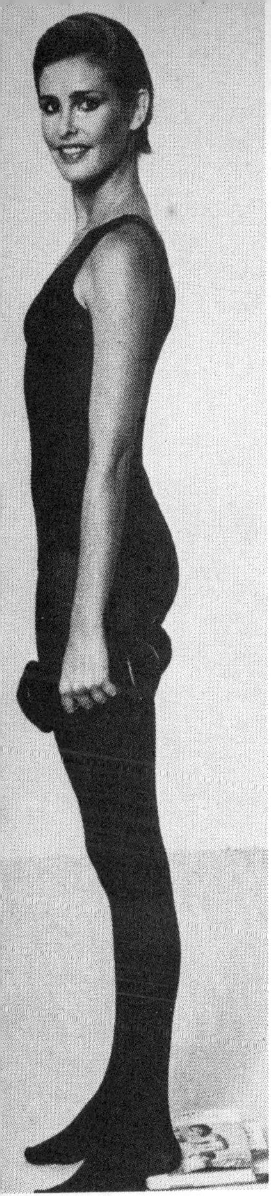
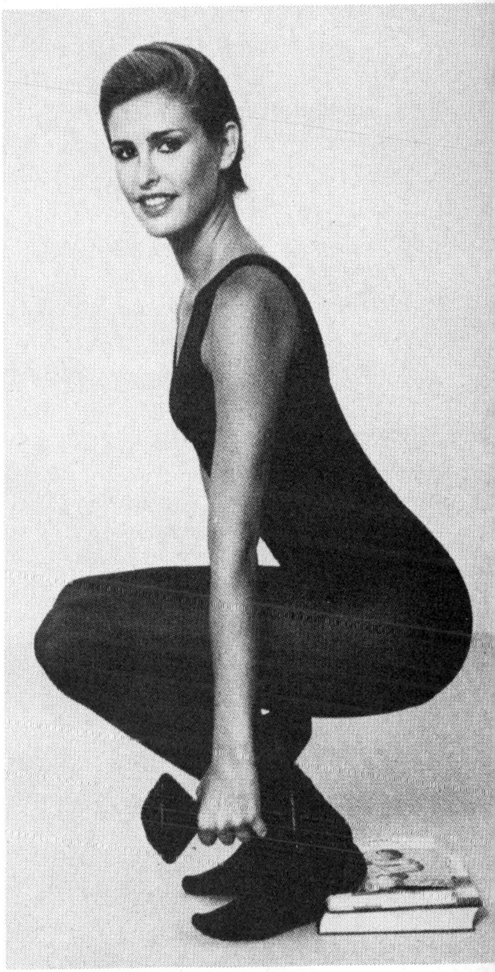

Vorgebeugtes Trizepsdrücken mit der Kurzhantel
Zweck: Straffung der rückwärtigen Armmuskeln

Fassen Sie mit jeder Hand eine Kurzhantel und beugen Sie sich vor, während Sie die Gewichte eng an den Oberschenkeln halten. Heben Sie die Gewichte rückwärts nach oben, wobei Sie jedoch ausschließlich die Unterarme bewegen. Wenn Sie die Unterarme drehen oder die Oberarme einsetzen, werden die Trizeps weniger stark belastet.

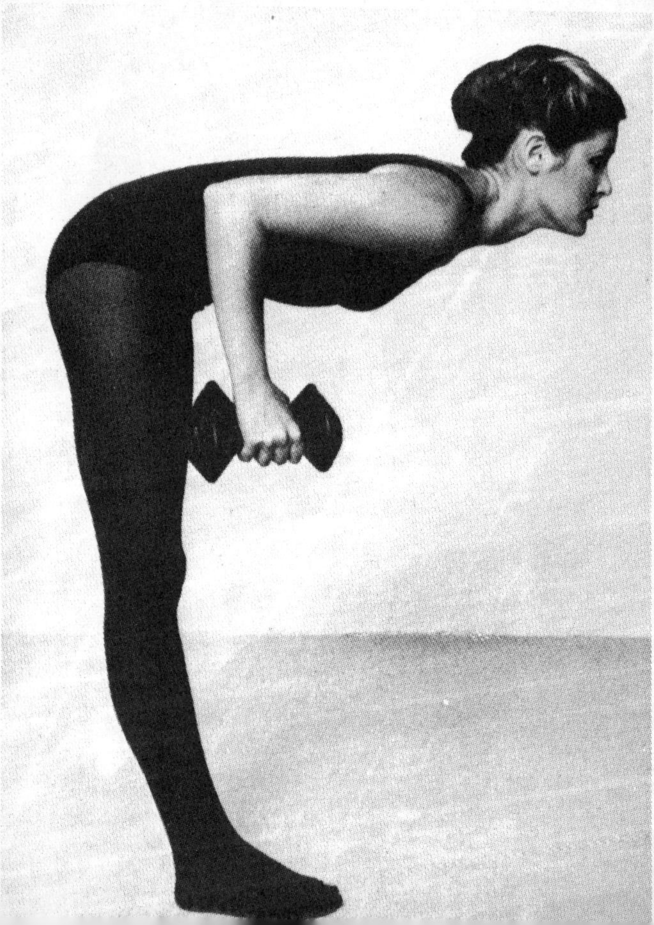

ATMUNG:	Atmen Sie aus, während Sie die Arme strecken, und ein, wenn Sie sie herablassen.
GEWICHT:	1,5 Kilo
WIEDERHOLUNGEN:	10
SÄTZE:	2; später 3

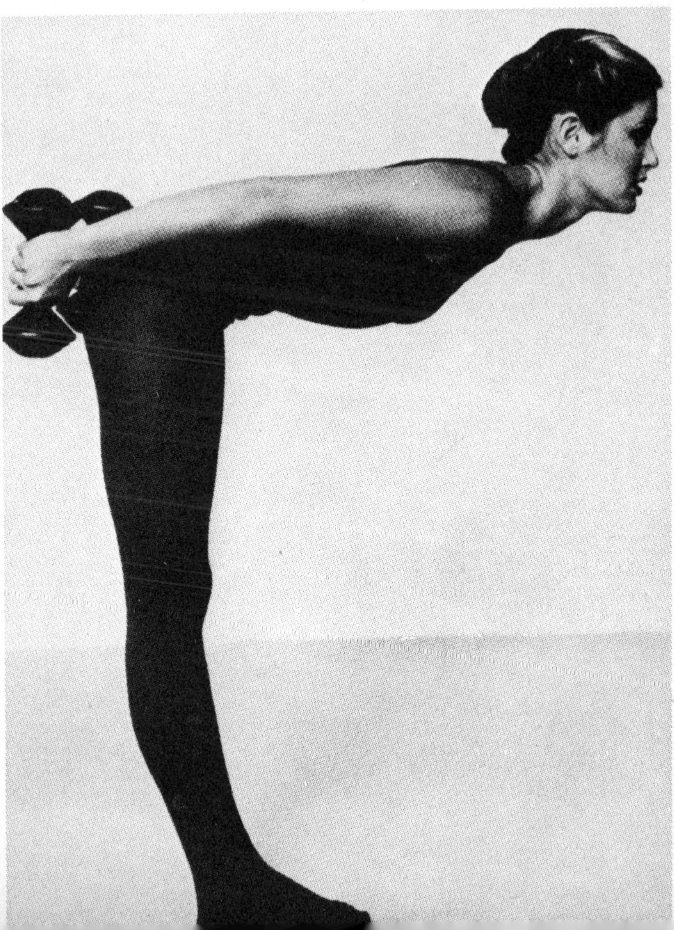

Kombination Sit-ups mit gebeugten Knien und Beinheben
Zweck: Straffung und Abflachung der Bauchpartie

Diese Kombination von zwei Übungen strafft die ganze Bauchpartie – die Sit-ups die oberen und das Beinheben die unteren Bauchmuskeln.
Verankern Sie die Füße unter einem schweren Möbelstück, etwa einem Bett, und halten Sie die Beine im Winkel von

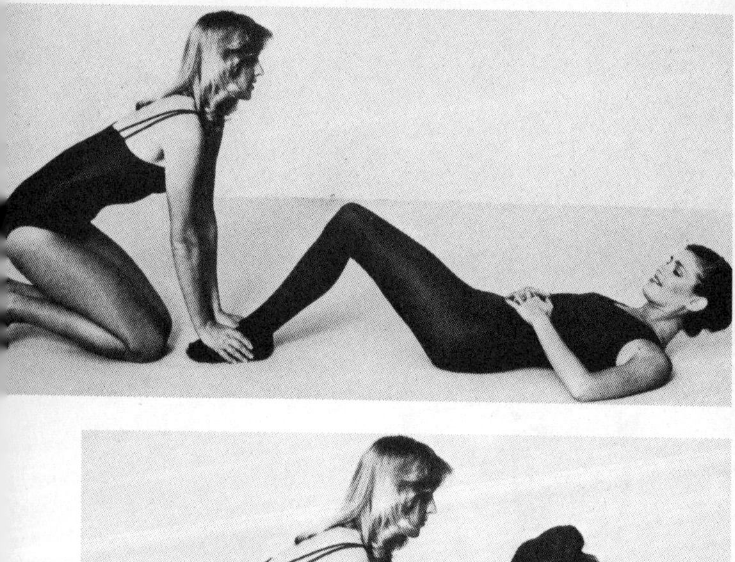

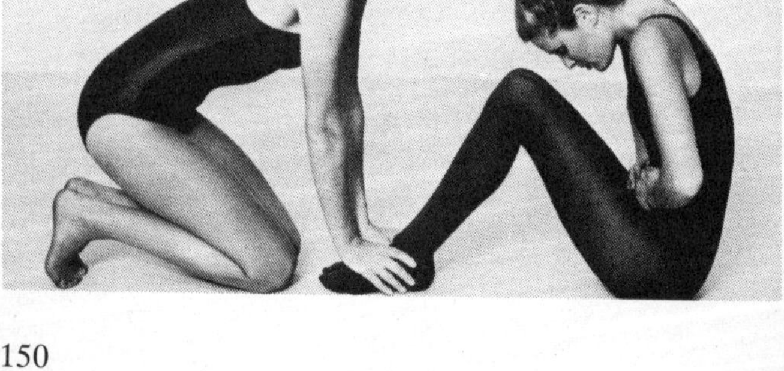

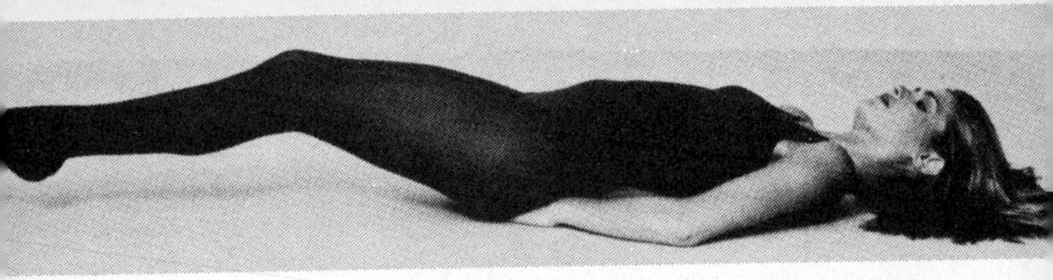

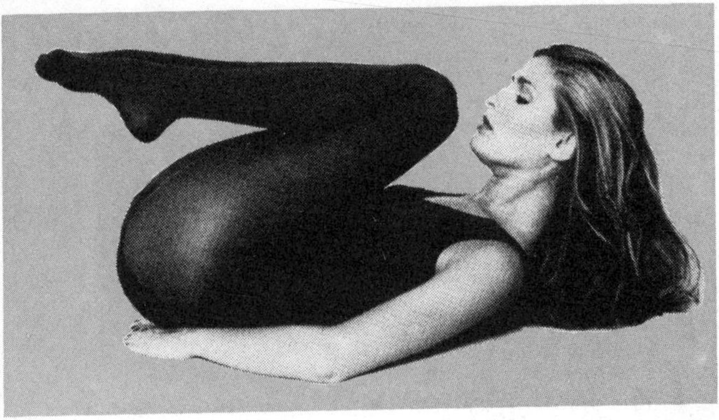

45° gebeugt, damit die Rückenmuskeln nicht beteiligt werden können; oder lassen Sie die Füße von einer Trainingspartnerin festhalten. Legen Sie sich zunächst mit dem Rücken auf den Boden, richten Sie den Oberkörper auf und lassen Sie ihn dann wieder herab. Sie sollten diese Bewegungen schnell und in einem fließenden, kontinuierlichen Rhythmus ausführen. Wenn Sie dabei Schmerzen im Steißbein verspüren, legen Sie ein zusammengefaltetes Handtuch unter.

Ohne Pause und noch auf dem Rücken liegend legen Sie die Hände mit den Handflächen nach unten unter das Gesäß und strecken die Beine gerade nach vorn. Ziehen Sie das Kinn etwas und die Knie so nahe wie möglich zur Brust. Stoßen Sie die Beine so schnell wie möglich wieder nach vorn und bringen Sie sie sofort wieder zur Brust zurück.

ATMUNG:	Atmen Sie aus, während Sie sich aufrichten, und ein, wenn Sie wieder herabgehen. Atmen Sie aus, während Sie die Beine heben, und ein, wenn Sie sie herablassen.
WIEDERHOLUNGEN:	20 für jede Übung; steigern Sie sich allmählich auf 50.
SÄTZE:	2 für jede Übung; später 3

Drehbewegung im Sitzen
Zweck: Schlankere Taille

Setzen Sie sich auf den Boden, halten Sie den Rücken gerade und spreizen Sie die Beine, so weit es Ihnen ohne Überanstrengung möglich ist. Legen Sie einen Besenstiel über die Schultern und fassen Sie ihn fest an beiden Enden. Drehen Sie sich nach rechts und versuchen Sie dabei, den linken Arm mindestens parallel über das rechte Bein zu bringen. Wiederholen Sie die Bewegung nach links, bis der rechte Arm parallel über dem linken Bein ist. Halten Sie den Rücken gerade und die Beine flach auf dem Boden und konzentrieren Sie sich auf die Bewegung in der Taille.

ATMUNG:	Atmen Sie rhythmisch – ein, während Sie nach links gehen, und aus, wenn Sie sich nach rechts drehen.
WIEDERHOLUNGEN:	Für den Anfang empfehle ich 15 schnelle Wiederholungen nach jeder Seite; also insgesamt 30. Steigern Sie sich je nach Bedarf auf mindestens 50.
SÄTZE:	2

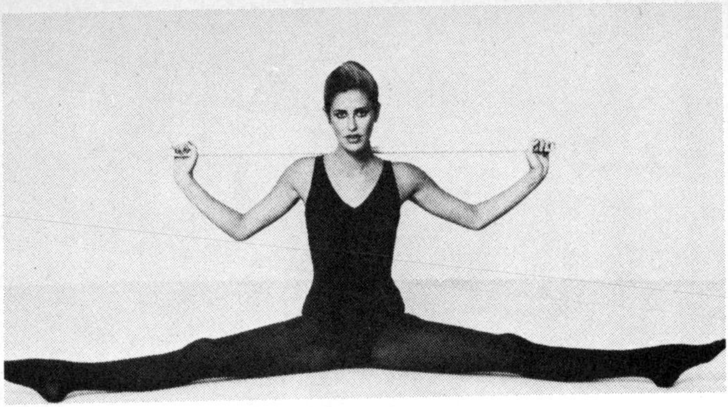

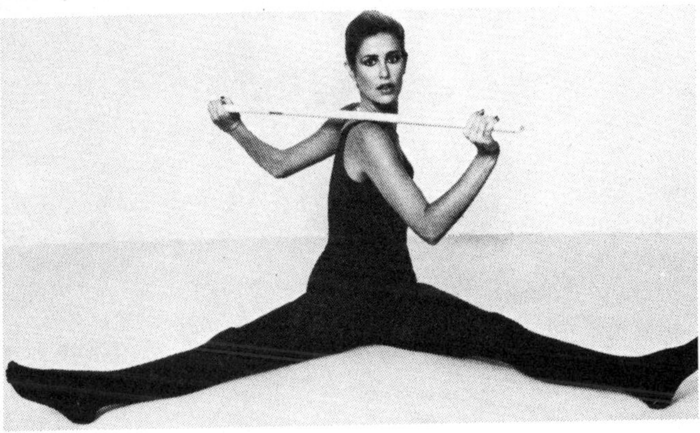

Wadenheben mit der Kurzhantel
Zweck: Straffung, Entwicklung und Formung der Waden

Die Grundbewegungen dieser Übungen sollten Ihnen bekannt sein. Zur Abwechslung können Sie jedoch zusätzlich zwei verschiedene Fußstellungen einnehmen und mit nur einer Kurzhantel arbeiten. Halten Sie das Gewicht immer auf der Seite der Wade, die Sie gerade trainieren:

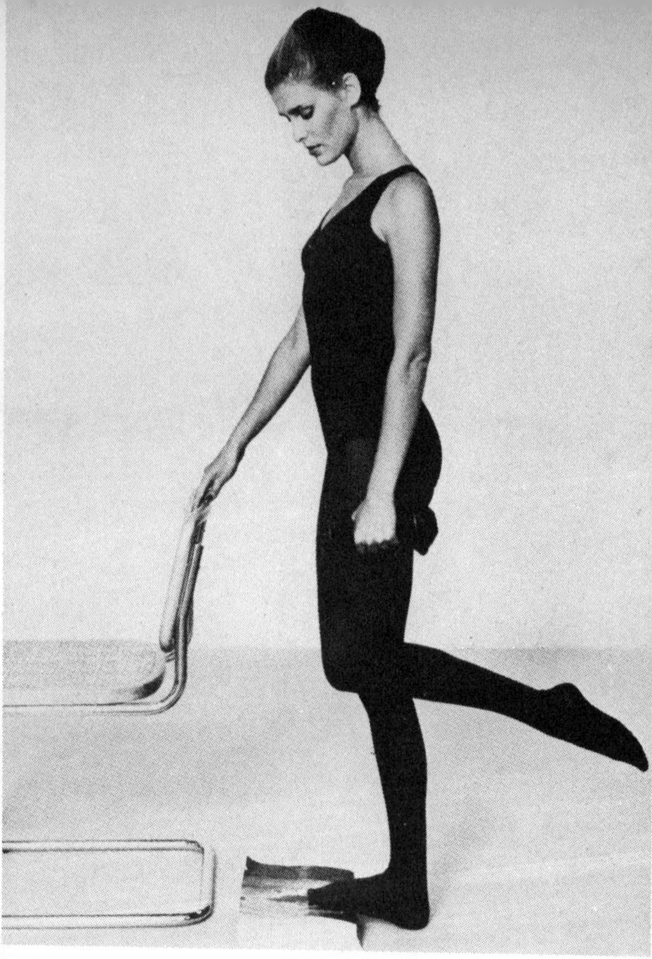

1. Stehen Sie so, daß die Zehen nach außen und die Fersen nach innen zeigen.
2. Stehen Sie so, daß die Fersen nach außen und die Zehen nach innen zeigen.

Sie werden sofort spüren, wie sich das unterschiedlich auf den Wadenmuskel auswirkt. Führen Sie die Bewegung langsam aus, so daß die Waden voll gestreckt werden.

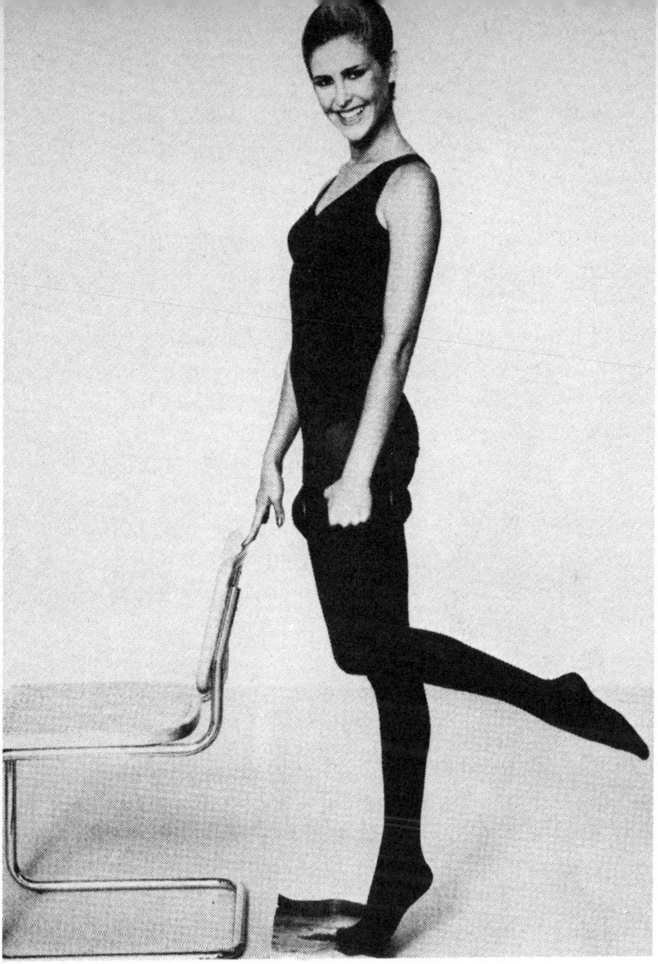

ATMUNG:	Atmen Sie aus, während Sie sich auf den Zehen aufrichten, und ein, wenn Sie die Ferse auf den Boden herablassen.
GEWICHT:	1,5 – 2,5 Kilo
WIEDERHOLUNGEN:	10; später bis zu 20
SÄTZE:	2; später 3

Liegestütz auf einer Stuhllehne oder einem Tisch
Zweck: Entwicklung der Brustmuskeln und des Brustumfangs

Für diese Übung benötigen Sie einen Stuhl oder einen Tisch. Stellen Sie sich mit einem Fußabstand von 15 oder 20 cm und mit den Zehen etwa 90 cm entfernt vor einer Stuhllehne auf (später können Sie den Abstand vergrößern, um den Widerstand zu erhöhen). Fassen Sie die Stuhllehne mit einer Griffweite von etwa 45 cm, so daß die Ellbogen nach außen zeigen (so werden konzentriert die Brustmuskeln und nicht die rückwärtigen Armmuskeln belastet). Lassen Sie den Körper langsam herab, bis Sie gerade den Rand der Stuhllehne berühren, und drücken Sie ihn dann langsam wieder in die Ausgangsstellung hinauf. Wenn das bei der empfohlenen Anzahl von Wiederholungen leicht wird, vergrößern Sie den Abstand der Zehen zum Stuhl.

ATMUNG:	Atmen Sie aus, während Sie den Körper hochdrücken, und ein, wenn Sie heruntergehen.
WIEDERHOLUNGEN:	15
SÄTZE:	2; später 3

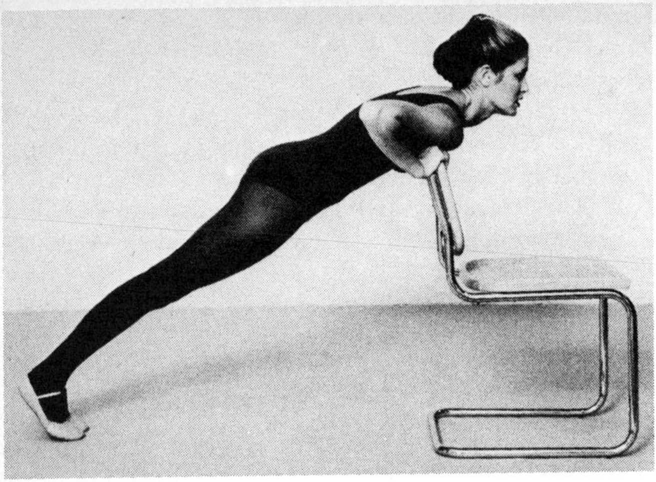

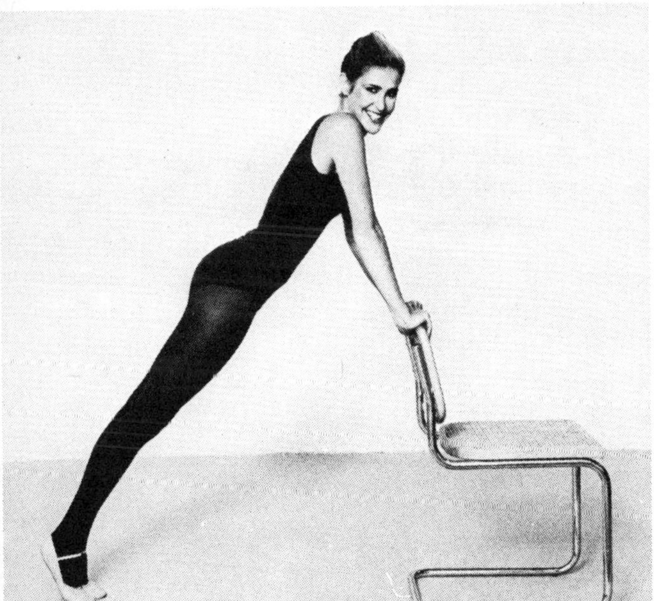

Das komplette Rückenheben
Zweck: Kräftigung und Straffung der unteren Rückenpartie und der Gesäßmuskeln

Viele Frauen haben eine schwache untere Rückenpartie; das schafft Probleme und beeinträchtigt oft die Körperhaltung. Die folgende Abwandlung einer bekannten Yoga-Übung wird Ihnen helfen, die Muskeln in dieser vernachlässigten Körperpartie zu kräftigen.
Legen Sie sich in Bauchlage auf den Boden und halten Sie die Beine zusammen und die Arme seitlich am Körper. Heben Sie das Kinn ein wenig.
Atmen Sie zunächst tief ein, so daß die Lunge gedehnt

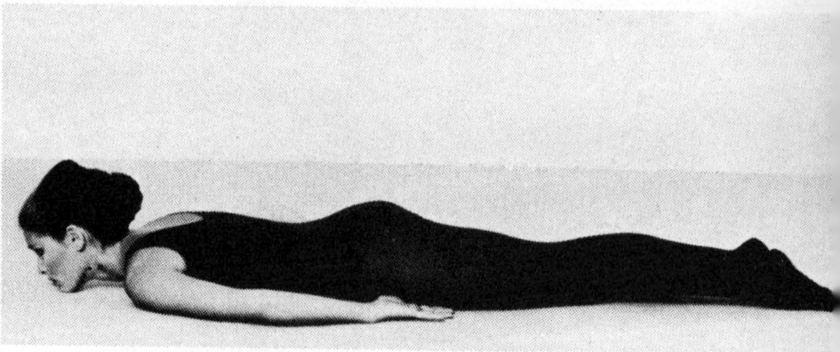

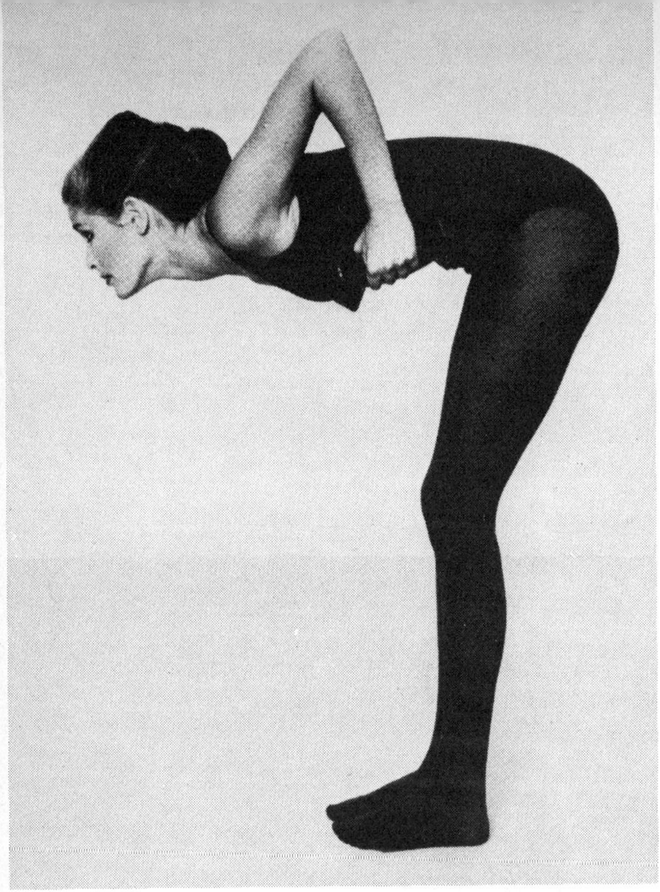

wieder herab, um voll vom negativen Widerstand zu profitieren.

ATMUNG:	Atmen Sie aus, während Sie die Gewichte hochziehen, und ein, wenn Sie sie herablassen.
GEWICHT:	1,5 – 2,5 Kilo
WIEDERHOLUNGEN:	10
SÄTZE:	2; später 3

Frontheben abwechselnd mit der Kurzhantel
Zweck: Kräftigung, Straffung und Ausformung der Schultern

Halten Sie eine Kurzhantel in jeder Hand und stellen Sie sich mit einem Fußabstand von etwa 25 cm auf. Halten Sie den Rücken gerade und zu Beginn die Arme gestreckt mit den Handflächen zu den Oberschenkeln.
Heben Sie den rechten Arm über den Kopf. Während Sie

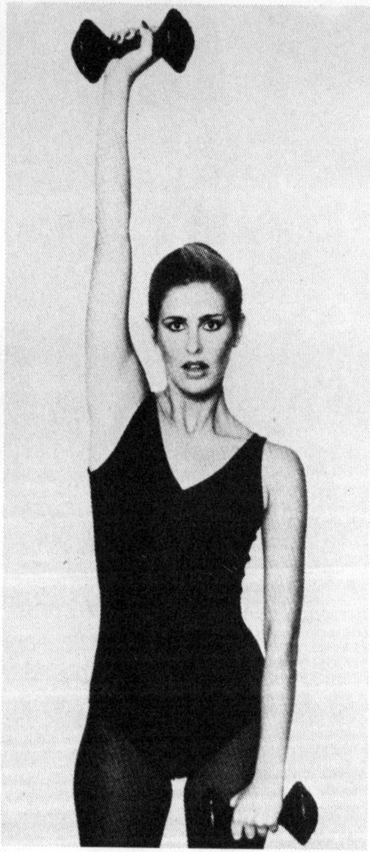

ihn wieder herablassen, heben Sie den linken Arm über den Kopf. Die Bewegung soll synchronisiert sein, so daß sich die Hanteln auf Schulterhöhe begegnen. Pausieren Sie nicht und verdrehen Sie nicht die Arme.

Atmung:	Rhythmisch
Gewicht:	1,5 – 2,5 Kilo
Wiederholungen:	10 mit jedem Arm
Sätze:	2; später 3

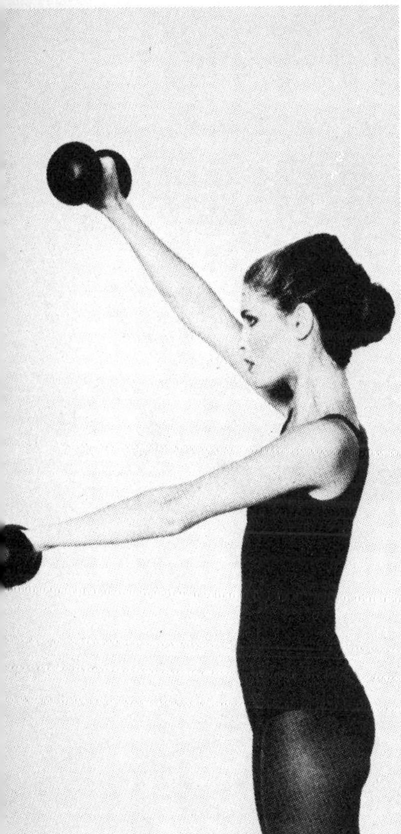

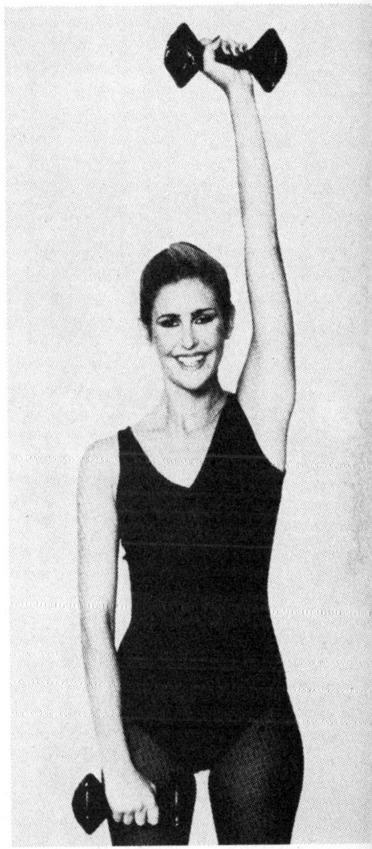

Kurzhantel-Curls
Zweck: Kräftigung der Bizeps

Diese Übung finden Sie in Serie 1 auf Seite

ATMUNG:	Atmen Sie aus, während Sie das Gewicht heben, und ein, wenn Sie es herablassen.
GEWICHT:	1,5 – 2,5 Kilo
WIEDERHOLUNGEN:	10
SÄTZE:	2; später 3

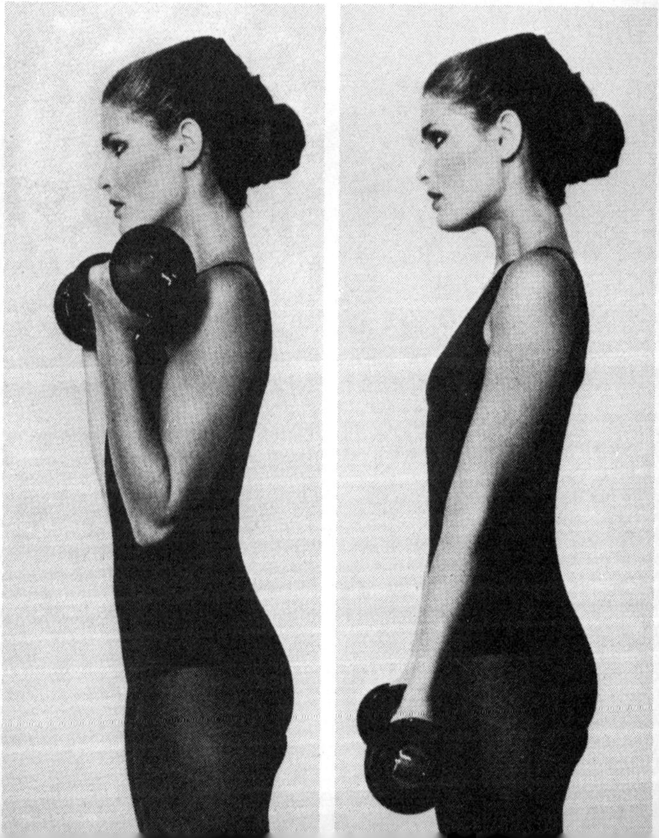

Problemzonen

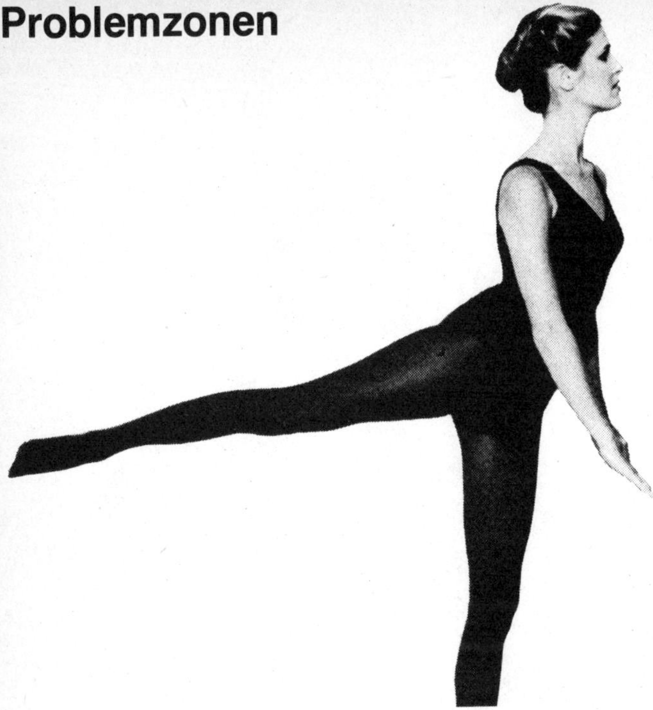

Keine zwei Frauen haben den gleichen Körper. Die eine muß vor allem die Taille trainieren, die zweite will besser aussehende Schultern, und die dritte hat immer wieder Probleme mit den Oberschenkeln. Daher habe ich zwei Photos aufgenommen, an denen Sie die verschiedenen Übungen ablesen können, die bestimmte Körperpartien trainieren.
Vergessen Sie jedoch nicht, daß Sie den Rest des Körpers nicht vernachlässigen dürfen, wenn Sie sich auf eine bestimmte Körperpartie konzentrieren. Machen Sie einfach weniger Sätze für die besten Körperpartien und dafür mehr für die Problemzonen.

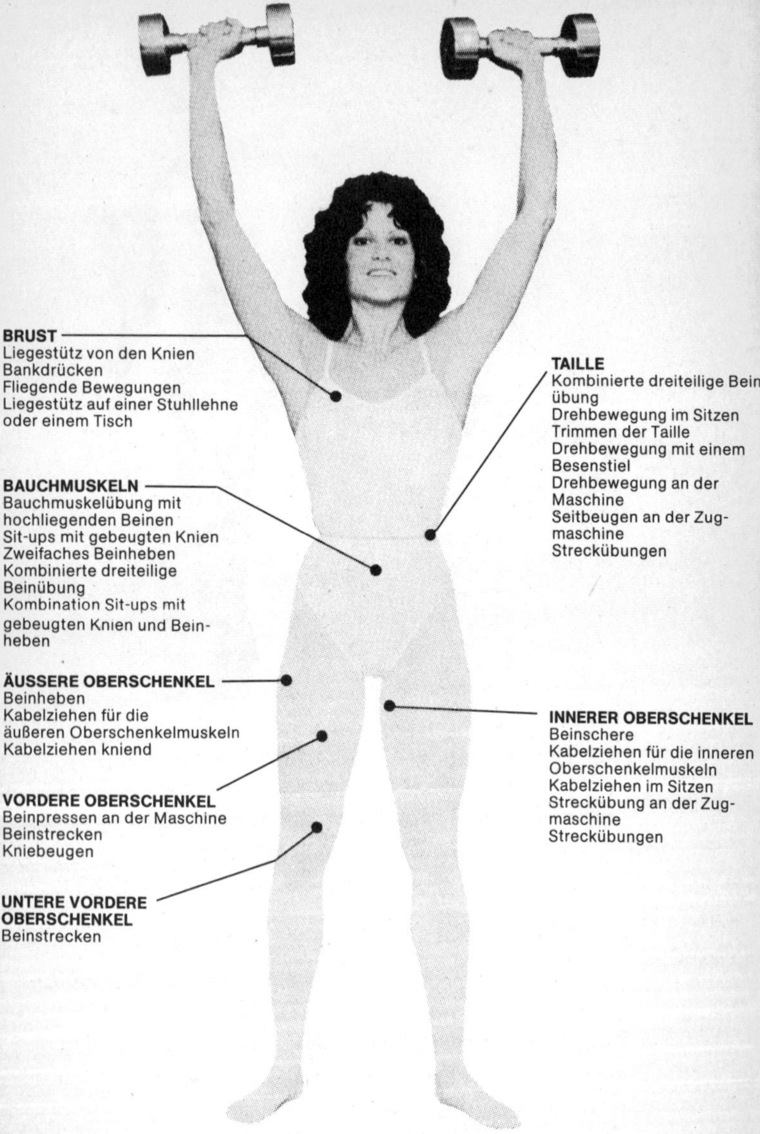
BRUST
Liegestütz von den Knien
Bankdrücken
Fliegende Bewegungen
Liegestütz auf einer Stuhllehne oder einem Tisch
BAUCHMUSKELN
Bauchmuskelübung mit hochliegenden Beinen
Sit-ups mit gebeugten Knien
Zweifaches Beinheben
Kombinierte dreiteilige Beinübung
Kombination Sit-ups mit gebeugten Knien und Beinheben
ÄUSSERE OBERSCHENKEL
Beinheben
Kabelziehen für die äußeren Oberschenkelmuskeln
Kabelziehen kniend
VORDERE OBERSCHENKEL
Beinpressen an der Maschine
Beinstrecken
Kniebeugen
UNTERE VORDERE OBERSCHENKEL
Beinstrecken
TAILLE
Kombinierte dreiteilige Beinübung
Drehbewegung im Sitzen
Trimmen der Taille
Drehbewegung mit einem Besenstiel
Drehbewegung an der Maschine
Seitbeugen an der Zugmaschine
Streckübungen
INNERER OBERSCHENKEL
Beinschere
Kabelziehen für die inneren Oberschenkelmuskeln
Kabelziehen im Sitzen
Streckübung an der Zugmaschine
Streckübungen

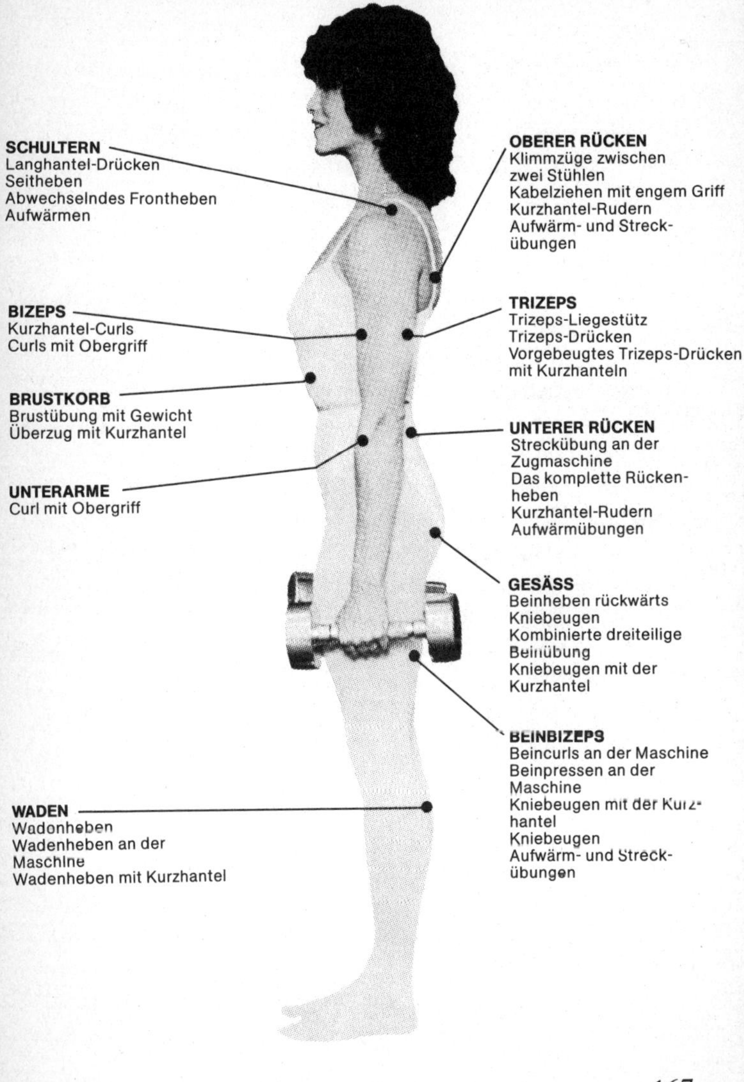
SCHULTERN
Langhantel-Drücken
Seitheben
Abwechselndes Frontheben
Aufwärmen
BIZEPS
Kurzhantel-Curls
Curls mit Obergriff
BRUSTKORB
Brustübung mit Gewicht
Überzug mit Kurzhantel
UNTERARME
Curl mit Obergriff
WADEN
Wadenheben
Wadenheben an der
Maschine
Wadenheben mit Kurzhantel
OBERER RÜCKEN
Klimmzüge zwischen
zwei Stühlen
Kabelziehen mit engem Griff
Kurzhantel-Rudern
Aufwärm- und Streck-
übungen
TRIZEPS
Trizeps-Liegestütz
Trizeps-Drücken
Vorgebeugtes Trizeps-Drücken
mit Kurzhanteln
UNTERER RÜCKEN
Streckübung an der
Zugmaschine
Das komplette Rücken-
heben
Kurzhantel-Rudern
Aufwärmübungen
GESÄSS
Beinheben rückwärts
Kniebeugen
Kombinierte dreiteilige
Beinübung
Kniebeugen mit der
Kurzhantel
BEINBIZEPS
Beincurls an der Maschine
Beinpressen an der
Maschine
Kniebeugen mit der Kurz-
hantel
Kniebeugen
Aufwärm- und Streck-
übungen

Diät und Ernährung

Vernünftige Eßgewohnheiten

Irgendeine Diät hält jeder ein. Das Problem ist nur, daß sie in vielen Fällen nicht im Einklang mit unseren Zielsetzungen steht. Wenn Sie Fett abbauen wollen, müssen Sie sich entsprechend ernähren. Das bedeutet keine drastischen Umstellungen, sondern nur vernünftige Anpassung.

Die amerikanischen Frauen leben ewig Diät. Diäten und Appetitzügler sind groß im Geschäft. Für Appetitzügler geben die Amerikaner über 10 Milliarden pro Jahr aus. Ich will das Bestreben, das dem Diäthalten zugrunde liegt, nicht kritisieren, aber es gibt andere Möglichkeiten, Taille, Oberschenkel, Gesäß oder jede andere Körperpartie deutlich schlanker zu machen. Modediäten, Superprogramme zum Abnehmen sowie chemische Appetitzügler bringen nichts, weil sie mit ständiger guter Gesundheit nicht zu vereinbaren sind. Wenn Sie es richtig machen wollen, müssen Sie Ihre Eßgewohnheiten ändern – die Art, wie Sie essen, wieviel Sie essen und was. Wenn Sie die Diät gefunden haben, die für Sie am geeignetsten ist, bleiben Sie dabei.

Ich kann nicht versprechen, daß Sie in 20 Tagen 20 Pfund abnehmen; die Gewichtsabnahme, die Sie durch Training und vernünftige Ernährung erreichen, wird allmählich sein, den Körper nicht belasten und leicht zu erhalten sein.

Sehen Sie es so: das überschüssige Körperfett wurde über einen langen Zeitraum angesammelt. Wenn Sie das so lange geduldet haben, warum wollen Sie es dann von heute auf morgen loswerden? Dazu haben Sie mehr als genug Zeit.

Keiner wirklich erfolgreichen Diät liegt eine Zauberformel zugrunde. Das Schwierigste ist, die schlechten Eßgewohnheiten, die Sie im Laufe eines Lebens entwickelt haben, durch gute zu ersetzen. Das Grundprinzip, wenn Sie Ihr Körpergewicht auf das gewünschte Maß herunterbringen wollen, lautet: *essen Sie weniger Kalorien als Sie verbrauchen.* Damit ist es nur logisch, daß Sie, wenn Sie zusätzlich drei Stunden pro Woche trainieren, ohne die Kalorienaufnahme zu steigern, an Umfang und Gewicht abnehmen. Das können Sie beschleunigen, wenn Sie die Kalorienaufnahme einschränken.

Bei keiner Diät sollten Sie auf einen wesentlichen Nährstoff völlig verzichten. Jeder Körper, auch der übergewichtige, braucht ein ausgewogenes Verhältnis von Protein, Kohlenhydraten und Fetten; dazu alle Vitamine und Mineralstoffe. Wir wissen, daß die amerikanische Kost viel zu viel Fett und viel zu viel nährstoffarme Kalorien aus Kohlenhydraten enthält. Das heißt aber nicht, daß Sie Fett und Kohlenhydrate völlig streichen sollen. Sie können jedoch den Anteil an Fett herabsetzen und Kohlenhydrate besserer Qualität wählen. Das heißt für die meisten von Ihnen, daß Sie Fleisch durch Fisch und Huhn (ohne Haut) ersetzen, fettfreie oder fettarme Molkereiprodukte wählen, viel frisches Gemüse essen (möglichst roh), und auf Desserts und andere Nahrungsmittel, denen viel Zucker zugesetzt wird, verzichten und statt dessen frisches Obst essen.

Ernährung und Training zur Vermeidung der Erschlaffung der Haut und der Muskeln

1. Es gibt nur eine Möglichkeit abzunehmen: Sie müssen dem Körper weniger geben, als er zum Erhalt des gegenwärtigen übergewichtigen Zustands braucht. Das erreichen Sie am besten mit einer Kombination von mehr

Training und verringerter Aufnahme von kohlenhydratreichen Nahrungsmitteln.
2. Sie dürfen den Wert des Trainings in der Zeit, da Sie Ihre Eßgewohnheiten zu verbessern suchen, nicht unterschätzen. Training dämpft den Hunger, verbessert Ihr Selbstverständnis und läßt Sie mit Optimismus in die Zukunft sehen. Wenn Sie Diät halten ohne gleichzeitig zu trainieren, können Sie zum Schluß mit schlaffer Haut und schlaffen Muskeln dastehen und schlechter aussehen und sich schlechter fühlen als zuvor.
3. Wenn Sie nicht mehr essen, wird regelmäßiges Training wie ich es hier beschrieben habe, Körpergewicht und Umfang reduzieren und die Figur straffen.
4. Training ist sehr gut für die Verdauung. Wer regelmäßig trainiert ist weniger anfällig für Verstopfung und Nierensteine. Das Training reguliert Ihre Eßgewohnheiten, indem es den Stress bekämpft und Ihnen hilft, die bei den Frauen so häufigen zwanghaften Eßgewohnheiten zu überwinden.

Grundfakten der Ernährungslehre

Meiner Meinung nach beruht die körperliche Fitness zu mindestens 50% auf der richtigen Ernährung. Wenn Sie die guten Eßgewohnheiten pflegen wollen, die notwendig sind, um den Körper perfekt in Form zu halten, müssen Sie die Grundlagen der Ernährungslehre kennen. Ich habe sie kurz skizziert. Wenn Sie spezielle Probleme haben, wenden Sie sich an einen Ernährungsberater.

PROTEIN Protein wird für Wachstum, Erhaltung und Erneuerung des Muskelgewebes benötigt. Ohne genügende Versorgung mit hochwertigem Protein verfällt der Körper. Die wichtigste Funktion des Proteins besteht darin, daß es dem Körper Stickstoff und Aminosäuren für die Bildung der körpereigenen Proteine liefert (Hautgewebe, Organe, Muskeln, Gehirn, Haar usw.) und die Bildung von Hormonen anregt, die die Zellfunktion steuern, sowie von Antikörpern, die Infektionen und Erkrankungen abwehren und von Enzymen, die die chemischen Reaktionen im Körper steuern.

Es gibt zwei Klassen von Proteinen: vollständiges Protein, das alle essentiellen Aminosäuren enthält, und unvollständiges Protein, bei dem eine oder mehrere dieser Aminosäuren fehlt. Eier, mageres Fleisch, Fisch, Geflügel und Joghurt sind Beispiele für vollständiges Protein. Zu den unvollständigen Proteinen gehören Reis, Bohnen, Linsen und Weizenkeime. Wenn Sie zwei unvollständige Proteine wie etwa Reis und Bohnen kombinieren, erhalten Sie ein vollständiges.

KOHLENHYDRATE Kohlenhydrate brauchen Sie als Energieträger oder, wie ich es gern formuliere, als Kraftstoff. Sie liefern die lebenswichtige Glukose für die Gehirnfunktionen, verdauen Protein und machen die Proteinenzyme funktionsfähig.

Besonders reich an Kohlenhydraten sind Obst, Gemüse, Vollkornbrot und Molkereiprodukte. Meiden sollten Sie Zucker, Zuckerprodukte und Auszugsmehl.

FETTE Fette erwärmen den Körper und halten ihn geschmeidig, isolieren und schützen wichtige Organe, liefern essentielle Fettsäuren und sind die Trägersubstanz für die Vitamine A, D und E. Verzichten Sie nie völlig auf Fett. Manche Fettarten sind jedoch günstiger als andere. Tierische Fette, Schmalz und Speck, sind am ungünstigsten. Mehrfach ungesättigte Fette – Safranöl und Maisöl sind gute Beispiele – sind hervorragend geeignet, dem Körper die Fette zu liefern, die er wirklich braucht.

VITAMINE UND MINERALSTOFFE Ich bin kein fanatischer Anhänger von Vitaminen und Mineralstoffen. Ich versuche immer, frische Nahrungsmittel bester Qualität zu essen, aber ihren tatsächlichen Nährwert kann ich nicht kennen. Also nehme ich vorsichtshalber Vitamine in Tagesdosen. Jede Kombination gibt mir die tägliche Mindestdosis aller notwendigen Vitamine und praktisch aller Mineralstoffe. (Beachten Sie, daß ich diese Produkte *zusätzlich* und nie als *Ersatz* für gesunde Kost nehme.) Da ich nur selten mit halber Kraft laufe, weiß ich, daß ich gelegentlich Zusatzstoffe brauche. Wenn ich zusätzlich belastet bin, nehme ich zwei, drei oder auch vier dieser Multivitamintabletten pro Tag.

Ich empfehle Ihnen, für Ihre Ergänzungsstoffe ein ähnliches Programm zu übernehmen. Achten Sie darauf, daß alle unten aufgeführten Vitamine und Mineralstoffe enthalten sind.

Vitamin A fördert die Sehkraft, hilft Infektionen abzuwehren und erhält das Gewebe, das die äußeren und inneren Oberflächen bedeckt – also die Haut ebenso wie die Mund- und Rachenhöhle, die Lunge, Nasenschleimhaut und Verdauungstrakt. Es ist unentbehrlich für Knochenentwicklung, Appetit und Verdauung.

Zu den *B-Komplex Vitaminen* gehören B_1, B_2, B_3, B_6, Folsäure, PABA, Pantothensäure, Biotin, B_{12}, Cholin und Inositol. Die B-Vitamine wirken zusammen, um den Körper vor Ermüdung, Stress, Depressionen und anderen nervösen Störungen zu schützen. Sie unterstützen die Verdauung, halten Gehirn, Haut, Blut und Augen intakt und spielen eine entscheidende Rolle bei der Bildung von Enzymen, die für die Synthese von Aminosäuren benötigt werden.

Vitamin C kräftigt das Nervensystem, den Kreislauf, die Muskeln und das gesamte Bindegewebe. Es wird für die normale Blutgerinnung benötigt und unterstützt die Wundheilung. Vitamin C wird im Körper nicht gespeichert, muß

also immer wieder neu zugeführt werden.
Vitamin D unterstützt die Absorption und Verwertung der Mineralstoffe Kalzium und Phosphor, die für die Bildung und Erhaltung kräftiger Knochen und Zähne wichtig sind.
Vitamin E wirkt oxydationshemmend und verhindert so, daß sich bestimmte Fettsäuren und Vitamine wie A und D mit Sauerstoff verbinden und so zerstört werden. Damit wird wiederum der Sauerstoffbedarf des Körpers gesenkt; das heißt, Vitamin E ist für jeden wertvoll, der intensiv trainiert.
Ich empfehle Ihnen, Vitamine drei mal am Tag und immer mit einer Mahlzeit zu nehmen.
Wenn Sie sie nur einmal am Tag nehmen, dann beim Frühstück. Nehmen Sie nie Vitamine auf nüchternen Magen.

MINERALSTOFFE Der Körper verwertet bei seinen Funktionen eine große Zahl von Mineralstoffen; bei der Auswahl Ihrer Zusatzstoffe müssen Sie jedoch nur einige wenige berücksichtigen.
Kalzium brauchen Sie in größerer Menge als jeden anderen Mineralstoff. Benötigt wird es für die Bildung kräftiger Knochen und Zähne, normale Blutgerinnung und zur Steuerung der Muskel- und Nerventätigkeit. Man hat Kalzium das natürliche Beruhigungsmittel genannt, denn es baut Spannungen und Reizbarkeit ab und bekämpft Schlaflosigkeit.
Magnesium wirkt mit Kalzium zusammen beim Knochenaufbau und, in Verbindung mit Phosphor und den Enzymen, bei der Steuerung der Muskel- und Nerventätigkeit.
Eisen ist ein wichtiger Bestandteil des Hämoglobins, jener Substanz im Blut, die den Sauerstoff zu den Zellen bringt. Aufgrund des Hormonhaushalts, der Menstruation und der Wechseljahre brauchen Frauen Eisen in größerer Menge als Männer.
Kupfer brauchen Sie, um Haar und Haut gesund zu erhal-

ten. Mangel kann zu Blutarmut führen.
Zink fördert den Kreislauf (in Verbindung mit Kupfer), unterstützt Heilungsprozesse und hält die Haut kräftig und geschmeidig.
Phosphor wirkt als Katalysator bei der Umwandlung der in der Nahrung enthaltenen Grundstoffe in Energie. Er ist wichtig für die Erhaltung starker Knochen und gesunder Zähne.
Jod sorgt für eine normale Funktion der Schilddrüse und hat damit einen direkten Einfluß auf den Energiehaushalt des Körpers.

Zwei vernünftige Diäten zur Gewichtsabnahme während des Trainings

Wenn Sie ein wenig abnehmen wollen: Das schaffen Sie, indem Sie die Kalorienaufnahme einschränken. Besorgen Sie sich eine Kalorientabelle, die Ihnen zeigt, wie viele Kalorien Ihre Nahrung an einem Durchschnittstag enthält. Wenn es 1500 sind, gehen Sie auf 1350 herunter. Sind es 1000, dann versuchen Sie es mit 850 oder 900. Vergessen Sie dabei aber nicht, daß Sie sich bei Kohlenhydraten und gesättigten Fetten einschränken müssen. Schränken Sie niemals die Proteinaufnahme ein. Sie können jedoch zu dem Schluß kommen, daß Sie die Proteine, die Sie heute zu sich nehmen, durch andere besserer Qualität ersetzen können: Fisch und Huhn ohne Haut sind günstiger als Rind- oder Schweinefleisch; Molkereiprodukte der Magerstufe sind besser als die üblichen. Bleiben Sie einige Wochen bei dieser Diät. Wenn Sie feststellen, daß Sie das nicht weiterbringt, schränken Sie die Kalorienaufnahme noch etwas mehr ein. Trainieren Sie weiter und nehmen Sie regelmäßig Vitamine und Mineralstoffe. Wenn Sie einmal das gewünschte Gewicht erreicht haben, können Sie die Kalorienaufnahme so regeln,

daß Sie das Erreichte erhalten können.
Wenn Sie mehr abnehmen wollen: Wenn Sie mehr als nur ein paar Zentimeter oder ein paar Pfund loswerden müssen, erreichen Sie das am besten mit einer kohlenhydratarmen Diät. Beschränken Sie sich auf 30–60 Gramm Kohlenhydrate pro Tag, verzichten Sie aber nicht völlig darauf. Bei dieser Diät werden Sie keinen Hunger verspüren. Kohlenhydratreiche Nahrungsmittel regen den Appetit an, Proteine befriedigen ihn. Wenn Sie weniger Kohlenhydrate essen, gewinnt der Körper seine Energie aus dem gespeicherten Fett. Meiden Sie Nahrungsmittel, die Zucker oder Auszugsmehl enthalten. Essen Sie Fisch, Fleisch, Geflügel, frisches Gemüse und kohlenhydratarmes Obst wie Erdbeeren und Melonen.
Anmerkung: bei dieser wie bei jeder anderen Diät kommt es darauf an, daß Sie mindestens drei kleinere Mahlzeiten am Tag nehmen. Das Frühstück ist wichtig und sollte nie ausgelassen werden. Dabei sollten Sie auch Ihre Vitamine und Mineralstoffe nehmen.

Und so geht's weiter

Nach den ersten drei oder vier Monaten Training sollten Sie Ihren Körper so gut kennen, daß Sie selbst ein Trainingsprogramm für die Erhaltung des Erreichten zusammenstellen können. Vergessen Sie nicht, dabei immer Übungen für alle Körperpartien zu berücksichtigen. Vernachlässigen Sie eine Körperpartie nicht deshalb, weil sie Ihnen nie Probleme gemacht hat. Ausgewogenheit ist der Schlüssel zum wirklich vitalen und gesunden Körper. Und Sie sollten sich für den Rest Ihres Lebens darum bemühen, den Körper fit und schön zu erhalten. Sehen Sie es so: das ist so wichtig für Ihr allgemeines Wohlbefinden wie Essen. Sie müssen das ganze Leben essen, um nicht zu verhungern; und Sie sollten in Form bleiben, um dieses Leben voll zu genießen.